U0213523

饌工

睡　　　眠　　　私　　　享　　　课

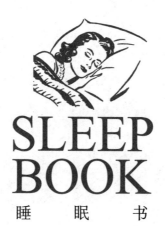

SLEEP
BOOK

睡　　眠　　书

SLEEP BOOK
睡眠书

一觉睡到大天亮的高效酣睡术

［日］西多昌规 著 李亚 译

中国友谊出版公司

图书在版编目（ＣＩＰ）数据

睡眠书 ：一觉睡到大天亮的高效醋睡术 ／（日）西
多昌规著 ；李亚译著． —— 北京 ：中国友谊出版公司，
2019.2
　　ISBN 978－7－5057－4084－6

　　Ⅰ．①睡… Ⅱ．①西… ②李… Ⅲ．①睡眠－基本知
识 Ⅳ．①R338.63

中国版本图书馆CIP数据核字(2017)第153372号

著作权合同登记号 图字：01-2018-8574

BAKUSUIJUTSU by Masaki Nishida
Copyright © 2014 Masaki Nishida
All rights reserved.
Original Japanese edition published by Mikasa-Shobo Publishers Co., Ltd., Tokyo.
This Simplified Chinese language edition is published by arrangement with
Mikasa-Shobo Publishers Co., Ltd., Tokyo in care of Tuttle-Mori Agency, Inc., Tokyo
through Beijing Kareka Consultation Center, Beijing.

书名	睡眠书：一觉睡到大天亮的高效醋睡术
作者	[日] 西多昌规
译者	李亚
出版	中国友谊出版公司
发行	中国友谊出版公司
经销	新华书店
印刷	北京中科印刷有限公司
规格	787×1092毫米　32开
	5.5印张　100千字
版次	2019年5月第1版
印次	2019年5月第1次印刷
书号	ISBN 978-7-5057-4084-6
定价	48.00元
地址	北京市朝阳区西坝河南里17号楼
邮编	100028
电话	(010) 64678009

版权所有，翻版必究
如发现印装质量问题，可联系调换

电话	(010) 59799930—601

谨以此书献给失眠和想获得酣睡的你。

也感谢那些研究睡眠的人们!

目 录 | CONTENTS

序言

那次"超赞的睡眠"会再次降临！

"酣睡"——多么美妙的词语。

夜晚，一躺下就睡着。早晨，没等闹铃响起就自然醒来，沐浴着明媚的阳光起床，头脑无比清醒，浑身充满活力。

一大早就食欲旺盛，吃嘛嘛香。心情愉快地走出家门，迎接快乐的一天。

每个人都经历过这样的"酣睡"。你是否想再次找回这种感觉呢？只要运用一些窍门和思考，今天，你就能获得"酣睡"。

我曾为许多受睡眠困扰的患者提供过诊疗。

"每天都很忙，几乎不能保证睡眠时间。"

"夜里醒来后，就无法入睡。"

"无论怎么睡，还是很累。"

"或许是上了年纪的缘故，睡眠大不如前。"

睡眠占据了人生三分之一的时间，因此这些烦恼比较严重。

但是，只要能"酣睡"，这些烦恼便能烟消云散，与睡眠时间的长短毫不相干。

一觉睡到天亮，你便能消除慢性疲劳等问题。

当然，"酣睡"的神奇功效，可不只是解决睡眠问题而已。

在此，列举其中的一小部分：

· 不易发胖，远离生活习惯病。

· 头脑敏锐，注意力集中，工作、家务等效率提高。

· 一觉醒来，忘却烦恼，心情焕然一新。

· 讨人喜欢，无论同事关系还是私人关系都变得融洽。

· 心平气和，一天比一天过得开心。

怎么样？"酣睡"能让我们所面临的各种问题和

烦恼迎刃而解。

这证明睡眠这种生理现象会对人的身心产生深刻的影响。

当然，中老年人士同样具备"酣睡"潜力。

无论谁都拥有与生俱来的"酣睡能力"。

无关年龄和处境，只要我们稍加努力，就能恢复或改善这种能力。

为了获得直接关乎是否能让人"酣睡"的"舒适疲劳"，哪些运动值得推荐呢？人在怎样的房间和环境中，不会半夜醒来呢？晚上临睡前喝点什么比较好呢？——本书将结合最新医学观点，为大家推荐具体的方法和观念。

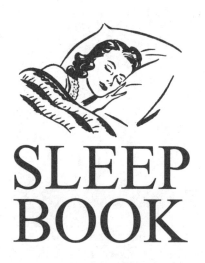

SLEEP
BOOK

第一章

"好睡眠"有着改变人生的力量：
每一位"成功人士"都睡得好

一个晚上的惊人"恢复力"

"无法像年轻时那样熟睡了。"

"希望能像学生时代时那样酣睡，但几乎不可能。"

每个人到了一定年龄都会出现类似烦恼。

学生时代的我没有任何睡眠烦恼，甚至由于过度酣睡而睡过头，导致上课都迟到过。

但是，如今年过四十的我，一到早上 5 点就会醒来，很难睡个香喷喷的好觉了。

不得不遗憾地说，年轻时明明可以"酣睡"，上了年纪后却无法做到，这在睡眠科学领域俨然是不争的事实。尽管因人而异，一些人在 35 岁左右，"酣睡能力"就会逐渐下降。

与体型、体质一样，睡眠也会随着年龄的增长而发生很大变化。

睡眠分为"做梦"的快速眼动睡眠（REM）[①]与"大脑休息"的非快速眼动睡眠（NREM）[②]两大部分，后者又大致可分为"浅度非快速眼动睡眠"和"深度非快速眼动睡眠"两种类型。关于这点，下文将详细解说。

其中，深度非快速眼动睡眠与酣睡密切相关。

随着年龄的增长，非快速眼动睡眠所占的时间比例会慢慢下降，其中，特别是"深度睡眠时间"会随之减少。

睡眠力下降、浅睡眠增加，即睡眠质量下降。这就是所谓的睡眠老化现象。

因此，一旦上了年纪，越来越多的人会感觉：

"仍然感觉疲劳，再多睡会儿吧。"

"为了消除疲劳感，尽可能多睡儿。"

事实上，许多人躺在床上的时间超过了 8 小时，尝

---

① 快速眼动睡眠是成人每 90 分钟就重复一次的一种睡眠，平均持续 5 分钟，其间能用眼动电图描记法记录到快速眼动。REM 期几乎完全被生动的梦所占据，并伴有脉搏、呼吸、肌张力和脑血流等方面的生理变化。——译者注

① 非快速动眼睡眠是指没有快速动眼运动的睡眠。在这段睡眠期间，大脑的活动下降到最低，使得人体能够得到完全的舒缓。不同于快速动眼睡眠，在这段期间眼球几乎没有运动。做梦在此时也很少出现，而肌肉在非快速动眼睡眠时并不会麻痹。——译者注

试了各种获得"酣睡"的方法。

但是，恰恰是这些"努力睡觉"的人"总是感觉自己没有睡够"、"睡得不香"，具有睡眠满意度低的倾向。在被窝里待得再久，也只是增加了看天花板或是看时钟的时间，如此一来，睡眠满意度只会越发下降。

当然，人并非在上了年纪后就"无法酣睡"，因此，你不必感到失望。

"酣睡"的关键在于"改变睡眠观念"，而不是单纯指充足的睡眠，或者说让睡眠时间变长。

"睡 8 小时，便是酣睡。"

"一觉睡到天亮便是酣睡。"

这些理解并不全面。

或许我们可以这样理解"酣睡"：

"所谓的'酣睡'，是指获得让人每天生活充实、心情舒畅的睡眠。"

要让睡眠完全恢复到年轻时那样，相当困难。

但是，任何人都能根据自己的年龄，实现睡眠的"进化"。

只要做到了这点，无论工作还是生活，都将变得顺利，生病的概率也会随之下降。

衷心希望本书读者树立适合自己的"酣睡"目标，并对照本书，再次审视日常生活的注意事项。

睡眠质量取决于"准备活动"

似乎许多30多岁的年轻人士，就开始面临睡眠问题。

我在为睡眠障碍者诊疗时，听到最多的烦恼是"晚上无法熟睡，白天却常常感到困意"。

或许不少商业人士感觉，自己在工作时往往困得无法集中注意力，否则工作效率会更高。

这时，人们往往会怀念起曾经习以为常的"酣睡"：

"以前，无论如何都不会想到自己会为睡眠而烦恼。"

"我难道不能像以前那样，获得那种一觉醒来，疲劳感烟消云散的睡眠了吗？"

一些人为了追求年轻时曾体验过的"酣睡"，专门跑去药店购买保健品、安眠药等等，尝试了各种各样的方法。

遗憾的是，正如前文所言，随着年龄增长，睡眠会发生老化现象，我们无法将这种影响降低到零。

事实上，<u>任何人都能实现属于自己的"酣睡"</u>。

简单地说，上了年纪后仍能"酣睡"的人们有个共同点，那就是白天的生活快乐且充实。

2014 年，美国睡眠医学研究会发布了新版睡眠障碍的国际分类与诊断标准。

按照这份新版诊断标准，医生不能仅仅根据"无法入睡、睡眠质量差"等症状，就将其诊断为失眠症。只有出现因睡眠不足而白天表现不佳的症状时，才能诊断为失眠症。事实上，正式名称并不是"失眠症"，而是"失眠障碍"。比起夜间的睡眠，新诊断标准更为重视白天表现不佳的症状。

那些白天精神抖擞、表现极佳的人谈到睡眠时也会说出"最近可能由于年龄关系，睡眠变浅了"、"不像年轻时那样能睡了"之类的话。尽管如此，他们中的大部分人不甚在意睡眠问题。

这些人往往白天积极与人交流，经常锻炼身体，以获得适度疲劳，不用依赖酒精就能入睡。他们不会因睡眠变得神经质，并且，自然而然地养成了"好的睡眠习惯"。

反过来，那些为睡眠问题伤透了脑筋、白天无精打采的人，即便拥有充足的睡眠时间，其睡眠满意度依然较低，处于远离酣睡的状态。

即使睡不着也不要过度神经质，每天对"如何享受白天的生活"、"今天做什么事呢"等满怀期待，就是向今夜的"酣睡"迈出了第一步。

一言以蔽之，享受白日时光的人才是睡眠的"胜利者"。那些不被外界事物所动摇，遇事能宽慰自己"那就这样吧"的人往往比较擅长睡眠。

相反，那些认认真真、一丝不苟的人则容易为睡眠而烦恼。

其实，无论哪个年龄层次都能获得"酣睡"，即使是 80 多岁的老年人。

睡眠满意度低的人，不妨先关注"白天的生活方式"，而不是紧紧盯着"睡眠"本身。

睡得好与否，二者之间应该是存在差异的。但不妨偶尔享受下和朋友通宵聚会，不按时睡觉，结果"只睡了4个小时，却酣睡了"的日子。

优秀运动员的"睡眠力"

最近，在床及床垫的广告中，出现了许多顶级运动员的面孔。据我所知，花样滑冰运动员浅田真央、效力美国职业棒球联盟的青木宣亲、足球运动员长友佑都和三浦知良……许多杰出运动员都接拍了此类广告。尽管我们不是运动员，但也明白，对于"身体是本钱"的运动员而言，让身心得到充分休息的"睡眠"显得尤为重要。

比起普通人，运动员的睡眠时间要稍长一些。

日本味之素公司与日本奥林匹克委员会针对100位运动员的生活习惯实施了一项共同调查。该调查结果显示，运动员的平均睡眠时间为8小时4分钟（包括午睡时间）。

　　这是 2012 年的数据。2010 年，日本人的平均睡眠时间是 7 小时 14 分钟。由此可见，运动员的睡眠时间约比普通人长 1 小时左右。

　　他们每天接受高强度的训练，甚至要参加各类比赛。不难理解，对于他们而言，缓解身体疲劳的睡眠时间要比普通人长。

　　如果有运动员"想牺牲睡眠时间，加强训练"，那大家反而会觉得奇怪吧。

　　一些研究确实表明，对于运动员而言，拥有充足的睡眠时间尤为重要。美国斯坦福大学的谢里·马博士针对该大学网球部运动员实施了一项实验。第 2 ~ 3 周，让运动员按照平时的日程表接受训练。第 5 ~ 6 周，让运动员每天睡 10 小时。实验结果是，运动员们的短跑训练时间变短、击球准确率上升。

　　该研究团队还实施了另一项实验，建议篮球部运动员们在第 5 ~ 7 周每天保持 10 小时的睡眠时间。实验结果是，运动员们训练时的罚球进球率提高，比赛表现突飞猛进。

顺便提一下，该篮球部的其中一位运动员尽管被建议每天睡 10 小时，但由于大学学业紧张，实际睡眠时间只有 8 小时 20 分钟左右。即便如此，同样产生了与此相应的效果。这说明，即使仅仅"意识"到保证睡眠时间的重要性，白天表现也会变好。

日本的部分高中实行"文武两道"制度。这类高中的师生们或许并不知晓美国的上述研究结果，但他们已切身体会到睡眠的重要性吧。

睡眠的重要性不仅仅局限于运动领域。显然，熬夜学习、工作或做事时，效率并不高。

如果你打算晚上工作，那就应该注意保证睡眠时间，决定好休息时间后，通过往前推算时间的方式来制定计划。

当你在夜晚全力以赴地工作，并完成任务后，往往会迎来舒适的睡眠，也就是所谓的"酣睡"。

回到运动的话题，绝不能简单地归纳为"只要睡眠时间长，就能进步"。保证充足的睡眠时间的前提条件是，每天充实地训练。

最后，介绍下棒球运动员铃木一郎的睡眠观。

"我最为注重的是睡眠。"[摘自《抓住梦想 来自一郎的 262 条忠告》（日文原名：夢をつかむイチロー 262 のメッセージ）]。

越有钱睡得越香

在那些名垂史册的伟人及全球顶级富豪中，是否许多人为打拼事业而牺牲了睡眠时间呢？

由于我们既不能逐一采访他们，也不能通过实验或调查来回答这个问题，因此只能根据可信度高的媒体信息，推测出他们的睡眠情况。下文多为传闻或推测，请读者谅解。

享誉世界的"大富豪"们究竟每天睡多久呢？

白手起家的日本创业者们似乎具有睡眠时间短的倾向。

一些颇具人气的著名企业创始人曾表示："早上 4

点起床"、"睡 3 个小时"。

资产达 20 亿美元的美国著名大富豪唐纳德·特朗普曾透露，自己在凌晨 1 点到 5 点之间睡觉，睡眠时间为 4 个小时，他的优势正是在于醒着的时间比竞争对手们长。这种自我评价与日本人注重精神力量的观念极为相似。

但不少事例却与此截然相反。

美国互联网报《赫芬顿邮报》（2014 年 4 月 28 日）刊登了一篇名为《14 位注重高品质睡眠的成功人士》（*14 Highly Successful People Who Prioritize A Good Night's Sleep*）的报道。这 14 位成功人士中，不少是大名鼎鼎的富豪。

比如，全球最大规模在线销售商亚马逊的创始人杰夫·贝佐斯。据他透露，自己曾为工作牺牲了睡眠时间，差点患上"职业倦怠综合征"，自那之后的 15 年间，一直努力保证 8 小时的睡眠时间。

Facebook 首席运营官雪莉·桑德伯格在生孩子前，

也是每天为了工作不得不牺牲睡眠时间。

但据说，她自从生完孩子后，意识到睡眠比任何事都重要，现在每天睡 7 ~ 8 个小时。

此外，原微软 CEO 比尔·盖茨及著名投资家沃伦·巴菲特等成功人士，都曾谈及睡眠的重要性。

最后，《赫芬顿邮报》创始人阿里安娜·赫芬顿曾在著名的 TED 讲演（国际讲座）中如此说道：

"我曾尝试着每天比前一天多睡 10 分钟，睡眠时间由当时的平均 4 ~ 5 小时增加到现在的 7 ~ 8 小时。这种变化为我带来了诸多戏剧性的改变。

任何科学数据都表明，如果保证了充足的睡眠，生活的各个方面都将得到改善。的确，自从我改变睡眠习惯后，我获得了从容的内心、清晰的思维、人生幸福感，以及不为挫折所动摇的力量。"

据说，拿破仑、丘吉尔、林肯等著名政治家都善于灵活运用瞌睡时间。如今，奥巴马总统抓住机会小睡片刻的逸闻，早已世人皆知。再来说说关于丘吉尔的逸闻，据说，丘吉尔的午睡时间较长，夜晚则会突然去首相办公室处理政治事务。

他们中的绝大多数人在年轻时为了打拼事业不惜削减睡眠时间，但到了一定的年纪后，由于体力下降、生活环境发生变化等因素，开始意识到"不能再这样下去了，吃不消了"，于是改变了自己的睡眠习惯。

人在年轻时，即使睡眠时间短、睡眠环境差，一觉醒来后仍然精力充沛。人的一生中，确实有这样一段时期。

但是，随着年龄的增长，人对衣服和食物的喜好也会发生变化。同样，我们必须升级自身的"睡眠方式"。

可以说，那些成功人士往往会根据环境变化，不断尝试最佳"睡眠方式"。

"让睡眠方式与年龄同时进化"。

不是退化，是进化——这一点很重要。

成功人士都是"早睡早起型"吗？

在我的印象中，不知为何，大多数精力旺盛的经营者或创业者都属于"早睡早起型"。

原美国政治家、外交家本杰明·富兰克林曾留下这样的格言："早睡早起使人健康、富有、明智（Early to bed and early to rise, makes a man healthy, wealthy and wise）"，以此规劝人们早睡早起。

但是，究竟是早睡早起的习惯造就了成功人士，还是说成功人士原本就属于辛勤工作的早睡早起型呢？这个问题犹如"先有鸡，还是先有鸡蛋"，令人难以回答。

一些研究结果表明，早睡早起的人具有喜爱社交、外向的性格倾向，晚睡晚起的人则具有喜爱孤独、内向的性格倾向。

当然，对于经营者、创业者而言，喜爱社交的外向性格是其获得成功的关键因素。另一方面，对于艺术家、研究者而言，晚睡晚起的习惯让人拥有安静思考的时间，这种优势同样不可小觑。

最新的基因研究表明，是早睡早起型还是晚睡晚起型，在人出生时就已基本决定。这种说法比较有说服力。一些人则属于可通过自身努力，改变早睡早起或晚睡晚起习惯的"中间型"。有些人则无论如何只能在早睡早起或晚睡晚起的状态下，才能拥有最佳状态。这些都是事实。

一般来说，社交性强的早睡早起型人士更有可能"在社会、经济等方面获得成功 = 成为有钱人"。

那么，如何才能成为一大早就能高效率工作，过得更为充实的"早睡早起型"呢？

晚上一躺下就睡着，早上瞬间醒过来，心情愉悦地去上班……许多人都希望过这样的日子吧。

晚睡晚起的人要立即脱胎换骨转变为超级早睡早起型，或许有点困难。但是，如果我们花足够的时间，则有可能将我们的生物钟调整为早睡早起型。

为实现这个目标，不妨试下这种简单易行的方法——花半年左右的时间，养成在固定时间起床的习惯。

关于早睡早起与晚睡晚起，曾担任强生日本等全球顶级企业 CEO 的新将命先生曾这样说道：

"有些人早睡早起，有些人晚睡晚起。晚睡晚起的人突然在某天早上 5 点起床去干活，应该不会顺利。不要拘泥于早晨那段时间，而是要找到适合自身生物节律、能专心做事的时间段。"

我同意他的说法。不要采取或是早睡早起型或是晚睡晚起型这种简单的二分法，而是根据自己的生物节律，找到能专心做事的时间段，这才是上上策。

如果你正在为晚上难以入睡、早上醒来晕晕乎乎等毫无熟睡的感觉而烦恼，那就下定决心"晚上，在睡意袭来之前，专心工作"，没必要强迫自己上床睡觉。

"酣睡"的目标并非是单纯的"早睡早起"，这在下文中会详细说明。

"高品质的睡眠"会让女性更美丽

上文介绍了一则名为《14 位注重高品质睡眠的成

功人士》（*14 Highly Successful People Who Prioritize A Good Night's Sleep*）的美国报道。在此，再次援引这则报道。这里的焦点不是"成功的秘诀"，而是"女性美丽的秘诀"。

曾被英国杂志 *FHM* 评为"世界最性感女性"的女演员杰西卡·阿尔芭，曾在采访时说，自己努力保证每天睡 8 个小时。据悉，幼年、少年时代的杰西卡体弱多病，经常住院。

当成为一名成功的女演员后，杰西卡或许再次意识到包括睡眠管理在内的健康管理，以及健身的重要性。

作为歌手兼女演员而活跃于舞台的詹妮弗·洛佩兹曾透露，自从生下双胞胎后，特别注重保证 8 小时的睡眠时间。

年轻时的詹妮弗为表演节奏感强的歌舞而耗尽体力，入睡时早已筋疲力尽。生完孩子后，她开始注重睡眠。

因影片《霹雳娇娃》成名的女演员卡梅隆·迪亚茨在 *The Body Book* 一书中大力主张睡眠的重要性。书中讲道，许多身边的朋友为睡不着、入睡困难等失眠问题而苦恼，并主张："熬夜看电视，会导致无法获得快速眼动睡眠。"

最后一位是曾获得奥斯卡最佳女主角的哈莉·贝瑞。她曾说过，保证 8 小时睡眠时间自不必说，对自己而言，闭目养神也十分重要。或许她喜欢冥想。从这段简短的话语中可知，她开始领悟到，为保持美丽容颜和最佳状态，除了其他的各种努力外，睡眠也相当重要。

那些女演员及模特们或许"希望被人认可"、"希望别人觉得自己漂亮"，几乎都有着强烈的进取心。否则，便难以在娱乐界生存下去。一旦名声大噪，她们的一举一动都会受到外界的广泛关注。如果安于现状、不再严格要求自己，那就不会有更好的发展。

正因为如此，他们往往面临着与此相应的精神负担，即所谓的压力。

对于她们而言，通过健身来保持美丽的容颜和匀称的身材固然重要，但最为重要的是"保持良好的精神状态 = 通过睡眠解压"。

上面所提到的女演员和模特，并不是特殊例子。

商业人士同样需要突破重重压力，奋勇前进。

强大的内心和每天良好的睡眠息息相关。

如果某上司满脸疲惫、整天穿着皱巴巴的衬衫和西装、顶着一个啤酒肚，那他的领导能力和管理能力自然会遭到他人的质疑。

不仅是人的体型、皮肤及仪态等外在形象，甚至思维方式、人生观及价值观等，都与睡眠密切相关。

当然，并不是说只要保证充足的睡眠就能成为美女或帅哥，而是说，如果人长期睡眠不足，就会无法成为一个魅力四射的人。

"酣睡"不仅对于消除身体疲劳至关重要，而且对培养不因琐事而耿耿于怀的进取心，以及不因琐事而萎靡消沉的坚强内心同样必不可少。

获得酣睡的"唯一条件"

人体的生物节律 [1] 由生物钟 [2] 所控制。

这便是仅仅在夜晚的睡眠上下功夫不能获得理想效果的原因。因此，有必要结合白天的活动量，思考获得"好睡眠"的方法。

"忙得精疲力尽的日子，便能睡得香。"

想必任何人都有这样的体验。

只要不出现严重的肌肉疼、关节痛等情况，身体疲劳基本有助于睡眠。

但是，现实中也存在这样的情况：

"太累了，反而兴奋得无法入眠。"

"悠悠哉哉地休息了一天，但仍感觉疲惫。"

---

[1] 生物节律是指以 24 小时为单位表现出来的机体活动一贯性、规律性的变化模式。在生命过程中，从分子、细胞到机体、群体各个层次上都有明显的时间周期现象，其周期从几秒、几天直到几月、几年。——译者注
[2] 生物钟又称生理钟。它是生物体内的一种无形的"时钟"，实际上是生物体生命活动的内在节律性，它由生物体内的时间结构序所决定。——译者注

这样的疲劳便是不利于酣睡的"不良疲劳"。

比如边思考边聊天后精疲力尽，为了补救工作上的过失，奔波了一整天……一旦产生这种"情绪性疲劳"，则人脑扁桃体的负面因子将会被激活，导致睡眠质量变差。

"伏案工作，在电脑前从早坐到晚。"

"保持同一姿势，持续进行同种作业。"

这些都可能会导致"不良疲劳"的产生。由于运动量及卡路里消耗量少，导致肉体疲劳感低、精神疲劳却大量积累。

现代人面临的严重问题正是"压力"名义下的情绪性疲劳。

情绪受伤，大脑却很兴奋。如何处理这种现代人特有的疲劳，也会对睡眠产生巨大影响。

吃了安眠药后，谁都能酣睡。但希望依赖药物的人，毕竟属于少数派。大多数人希望尽量通过自身内部的力量，自然而然地实现"酣睡"。

对于成年人而言，实现"酣睡"的关键在于白天，而不是夜晚。

　　下面，将围绕促进"酣睡"的白天的"正确疲劳方式"、"睡眠环境的创造方式"、"睡眠新常识"等话题展开说明。

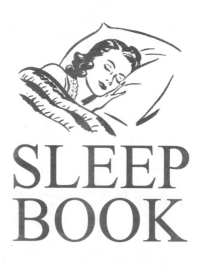

SLEEP BOOK

第二章

不为人知的"酣睡"机理

检查你的 1 天、1 周

"啊，好想酣睡！"
那时，身心到底发生了什么状况？

家庭主妇A（52岁）的烦恼是"睡不着"。

A女士22点上床睡觉却很难入睡，经常会半夜醒来，看着时钟不禁叹气道："还是这个点呀。"

据A女士反映，她在早上6点起床，但感觉早已在拂晓时分就听到了鸟叫声，所以，她在那时就应该已经醒了。当然，A女士对自己的睡眠并不满意，甚至感觉在某些夜晚彻夜未眠。

A女士多么希望白天送走去上班的丈夫，一个人待在家时，发自内心地感到"啊，睡得真香！""昨晚，睡得真熟！"A女士一直过着这种苦恼的生活。

不可思议的是，睡在一旁的丈夫居然这样说自己：

"晚上去厕所时，你睡得很香呀。"

"和你相比，我更加无法熟睡。"

22 点至 6 点之间的 8 小时，A 女士一直躺在床上。

仅从这个数据来看的话，A 女士拥有足够的睡眠时间。但 A 女士的睡眠满意度却很低，甚至为了多睡会儿而早早地上床睡觉，为此感到痛苦。

A 女士的案例在医学上被称为"睡眠状态知觉障碍[①]"，一旦严重，就会变为"矛盾性失眠症[②]"。这些病症的症状表现为，即使自己睡得很熟，也误以为自己"失眠"了。这种情况，即使在医院接受检查，也不会发现任何异常。

A 女士利用简易睡眠监视器观察了自己的睡眠状态，其结果是，半夜数次醒来，但睡眠时间、睡眠质量等方面却没有出现异常。

---

① 睡眠状态知觉障碍不同于一般失眠，患者往往低估其总睡眠时间、高估睡眠潜伏期，且各类镇静催眠药物对其疗效不佳。——译者注

② 矛盾性失眠症，属于失眠症的一种亚型，又称为睡眠知觉障碍、主观性失眠症、假性失眠症等。基本特征是患者主诉患有严重失眠，但缺乏睡眠紊乱的客观证据，日间功能受损状况与患者所述的睡眠缺失程度不成比例。——译者注

事实上，在 A 女士的睡眠中，"熟睡"的衡量标准——"深度非快速眼动睡眠"也以正常比例出现。

A 女士的朋友 B 女士也是一位家庭主妇，同样为睡眠问题所烦恼。

但是，B 女士的烦恼与 A 女士有所不同。

B 女士的睡眠时间大约是夜晚 1 点至 5 点之间的 4 个小时。尽管 B 女士也希望"多一些睡眠时间"，但白天热衷游泳——既是兴趣，又是一项健身运动，每周抽出 3 天去游泳馆。

尽管稍稍有些睡眠不足，但 B 女士感觉每天都过得很充实。

调查结果显示，比 A 女士睡眠时间短 4 小时的 B 女士，睡眠满意度反而特别高。

为什么会出现这种差异呢?

这是因为，人具有这样的一种倾向，即醒着时生活的充实度、满意度、幸福感越高，那睡眠满意度就会随之升高。

在前文提到的"睡眠状态知觉障碍"、"矛盾性失眠症"患者中，一般来说，神经质的人偏多。

白天不开心、几乎不与人交流、整天在意健康问题……即使在白天，这类人也在为"没有熟睡，心情不舒畅"、"到了晚上，会不会又睡不着"等问题而烦恼，为夜晚的睡眠而焦虑。

"啊，睡得真香！"这种酣睡满足感，并不是睡眠时间越长就越容易获得。酣睡满意度并非如此简单。

那些"上了年纪，睡不好了"、"真羡慕那些无忧无虑、睡得香的人"的人们，不妨首先思考如何让白天过得充实，充分消耗精力和体力。这是走向酣睡的第一步。

如何获得"熟睡感"呢?

每当我说出"睡眠品质并不完全取决于时间"这样的话时，必定有人这样回应我:

"那么，只要睡眠质量好，睡 3 小时也没关系吗?"

"请告诉我提高睡眠质量，成为短眠者的方法吧。"

这些人希望大幅提高睡眠质量，从而缩短睡眠时间吧。

在对这类想法的可行性做出判断之前，先解释下"促进身心健康的睡眠"到底是怎么回事这个问题。

睡眠分为"非快速眼动睡眠"和"快速眼动睡眠"。前者又分为"浅度非快速眼动睡眠"和"深度非快速眼动睡眠"两种。据称，"深度非快速眼动睡眠"越多，则睡眠质量越好。

这种"深度非快速眼动睡眠"的正式名称是"慢波睡眠"[①]。这时，大脑出现大量缓慢的脑电波，即"Slow wave sleep"——译名为"慢波睡眠"。

有些人曾这样问我：

---

① 慢波睡眠，又称正相睡眠或慢动眼睡眠。慢波睡眠的脑电图特征是呈现同步化的慢波。慢波睡眠时的一般表现为：各种感觉功能减退，骨骼肌反射活动和肌紧张减退、自主神经功能普遍下降，但胃液分泌和发汗功能增强，生长激素分泌明显增多。慢波睡眠有利于促进生长和恢复体力。——译者注

"有什么方法可以让我睡得熟，增加慢波睡眠时间？"

"是否可以将整个睡眠都变成熟睡的慢波睡眠？"

有个方法可以增加慢波睡眠时间。

那就是"不睡"。

俗话说"空腹是最好的调味料"。尽管做不到这点，让睡眠变深的最大秘诀就是，坚持到睡意达到极限时才去睡。对于那些有着熬夜后酣睡体验的人而言，这是不言自明的道理。但从常识而言，我们无法在日常生活中过这种"坚持到极限才去睡的生活"。

另外，在成年人的睡眠中，"快速眼动睡眠"约占 20%、轻睡眠（"浅度非快速眼动睡眠"）占 60% ~ 70%、慢波睡眠占 10% ~ 20%，无论怎么努力，我们都无法大幅改变这一比例。

因此，"将整个睡眠都变成慢波睡眠"是不可能的。

并且，随着年龄的增长，慢波睡眠的时间会逐渐减少。因此，上了年纪后，早晨醒来时就不再有那种神清气爽的感觉了。

即便如此，要增加慢波睡眠时间，也并非完全无计可施，那也不过是"每天早晨在固定时间起床"、"不要过度午睡"等等。

每个人多多少少曾有过这样的经历吧——早上贪睡或午睡超过 1 小时，导致晚上难以入睡。许多研究证明，这些不良习惯会导致晚上的睡眠质量变差。

进一步说，许多人若产生了"啊～睡得不错！"的"熟睡感"，则能对睡眠满意。但是，

"熟睡感"="慢波睡眠多"="睡眠质量高"

这种简单的方程式并不成立。

即使"熟睡"时间充足，达到该年龄段的正常水平，也可能面临"睡眠状态知觉障碍"、"矛盾性失眠症"等问题。

饮食生活方面，如果仅仅摄入有利于身体健康的蔬菜，就会产生蛋白质不足、营养失衡等问题。睡眠也是如此。浅睡眠和深睡眠各自发挥着重要作用，二者之间的平衡非常重要。

"熟睡"并非单纯地指睡眠时间长或者深睡眠多。这正是"酣睡"的难点所在。

即便是医学和科学如此发达的现代社会，也还不能制定如血压、糖尿病测试值那样的"○×以上即为熟睡"的判定标准。或许这样的标准根本就不存在。

总而言之，为获得"酣睡"，如何充实地度过白日时光至关重要。

手机、倒班制……这会破坏"好睡眠"

如今已经是没有手机就不能工作，甚至无法正常生活的时代了。

这类便捷的电子产品确实丰富了我们的生活。然而，我们不得不明白，这些为我们带来便捷和乐趣的高科技产品，剥夺了现代人宝贵的睡眠时间。

手机的使用方法简单，开机不像电脑那样麻烦，且使用场所不限。只要手机电池有电，就可以在任何时候、任何地方使用。

而且，我们不仅可以利用手机上网、上 Facebook、LINE 等社交网站，还可以看视频、听音乐等，享受各种乐趣。我们贪恋手机，导致睡觉时间变晚，上床后还不由自主地将手伸向手机。

便捷且好玩的手机，剥夺了人们的睡眠时间。

当人在睡前使用手机时，手机发出的光线会阻碍睡眠荷尔蒙——褪黑素①的分泌。研究表明，手机屏幕的发光二极管（LED）所释放的蓝光会严重影响褪黑素的分泌。

目前，由于玩手机而无法正常入睡的人不断增多。这一问题已经引起了日本厚生劳动省的充分重视。2014年3月，厚生劳动省宣布将修订11年前制定的《睡眠指南》。

此外，由于长时间使用手机或上床后仍使用手机等行为，中学生晚睡趋势日益明显。该问题引起了厚生劳动省的担忧，他们呼吁学生们睡前尽量少使用手机。

---

① 褪黑素是由哺乳动物和人类的松果体产生的一种胺类激素，能够使一种产生黑色素的细胞发亮，因而命名为褪黑素。它存在于从藻类到人类等众多生物中，含量水平随时间变化而变化。褪黑素能缩短睡前觉醒时间和入睡时间，改善睡眠质量，睡眠中觉醒次数明显减少，浅睡阶段短，深睡阶段延长，次日早晨唤醒阈值下降。——译者注

剥夺现代人睡眠的另一个"过于便利的存在"——"24 小时营业店铺"等提供的过于周到的服务。

与以前相比，人们对服务、速度、质量以及便利程度等的要求越来越高。在本该休息、睡觉的夜晚，人们也能享受与白天并无差别的服务，并似乎认为这是天经地义的事。

24 小时便利店、餐厅等便是显而易见的例子。

当然，这种"晚上也开着"所带来的便利与安心，依赖于那些实行早晚班等倒班制的工作人员的付出。

早晚班等倒班制曾是部分交通部门，以及医院所实施的制度，但如今并不少见，这种劳动者已经占到全体劳动者的 15% ~ 20%。

有些倒班制或许还能保证一定的睡眠时间，但生活节奏紊乱所带来的压力，对身心造成的伤害超乎想象。研究表明，这样的生活状态会导致人患病概率上升。

比如，倒班制员工患心肌梗塞的风险比非倒班制员工高 1.23 倍，而其他疾病方面的数据，也基本是对倒班制员工不利。

追求便利的我们，反而被"睡眠问题"所折磨。

那些无法立即辞去工作的倒班制工作者，应该在晚班下班后的整个上午，尝试使用太阳眼镜、大幅降低手机屏幕亮度等方法，尽量避免明亮的太阳光及手机发出的蓝光。这是将生物钟的紊乱降至最低的方法。

"坏睡眠的警告标志"
——表现在这些地方！

"危险、危险，数字相差一位数！"

"咦？文件不见了……难道落在了出差的地方？！"

当犯下平时无法想象的低级错误，或者遗落东西时，自己会相当难堪，颇受打击吧。

一些常犯低级错误的人甚至会担心"我不会是得了年轻型痴呆吧"。

但是，即使是健康人，一旦睡眠不足，也会犯低级错误、遗落东西等，因此，没有必要为此过度担心，而是有必要重新认识"睡眠"。

　　研究表明，睡眠不足的第二天，工作记忆（working memory）这种大脑机能将会下降。所谓的工作记忆，在工作和日常生活中都是一项非常重要的大脑机能。它能帮助人类掌控记忆、步骤等，比如与人聊天时理解并回答对方说的话，思考做饭顺序，利用烤鱼的时间切好蔬菜等。

　　工作记忆这一机能一旦下降，遗落东西、步骤不得要领、犯低级错误等失误就会增加。这种由于睡眠不足而产生的工作记忆机能下降的情况，基本能够通过睡眠恢复到原先水平。

　　然而，如果轻视这类问题，睡眠不足所造成的工作记忆机能的损伤积累到一定程度后，那就不只是小过错的问题了，而是会犯下让公司蒙受巨大损失的重大过失。

　　当无法顺利处理各种信息时，人们容易变得焦躁、易怒。美国费城大学的相关研究也表明，与健康、稳重的人相比，那些情绪波动大的人的工作记忆机能明显差很多。

当一个人面对明明可以冷静处理的事情时，也要大声哭喊的话，就很容易被认为"这是个难缠的人"。

除了电脑上的工作，还有应对突如其来的电话、接待顾客、准备会议等事务，以及辅导孩子学习等私事，每天要做的事情堆积如山。

当待做事项非常多时，大脑的工作记忆也会瞬间变满。特别是在因睡眠不足导致工作记忆容量变小的状态下，就会出现超负荷情况。这时，人就会陷入落东西、犯低级错误，甚至恼羞成怒的境地。

遗憾的是，让工作记忆容量变大的药物是不存在的。但锻炼工作记忆的大脑训练软件或许是一种对策，即通过不断的大脑训练提高工作记忆。

但是，与其致力于这样的大脑训练，还不如重新思考是否充分运用了自己原本拥有的工作记忆，后者的效果明显好很多。

那些"最近，总感觉身体不舒服"的人，在责备自己、垂头丧气之前，不妨尝试重新认识自己的睡眠。

在成功获得"酣睡"后，你的表现应该会比平时好得多。

清晨起床时心情舒畅
——是由"基因"决定的？

前文曾提到，"要想成为早睡早起型的人，需要花长时间来养成这种习惯"。

在现代社会，"早睡早起型比较健康"、"晚睡晚起型不健康"等观念深入人心。商业人士们常常参加"朝活"①，比如早上 7 点在咖啡厅集合，召开学习会等。正可谓"早睡早起型是成功人士的代名词"。

其实，这种观念并非始于现代，日本历史上曾称霸关东的战国武将北条早云也曾将"寅时（凌晨 3 点至 5 点之间）起，或有利焉"奉为家训。

但是，前文也曾提到过，"是早睡早起型还是晚睡

---

① "朝活"为"朝活动"的简称，是指利用上班前的早晨时间，去学习、锻炼身体、培养兴趣爱好等，从而提高自我能力。——译者注

晚起型"，一定程度上在人出生时就已决定了。

　　这时，"时钟基因"① 发挥着非常重要的作用。

　　学界普遍认为，由人类的时钟基因决定的生物钟循环时间要大于 24 小时。但根据近年来哈佛大学及日本国立精神神经医疗研究中心的研究，这种循环并非是之前所认为的 25 小时，而是比 24 小时长或短 10～20 分钟。

　　这几十分钟的差异，导致人们易入睡、易起床的时间也不尽相同。

　　那些生物钟偏差太大的人，面临着名为"昼夜节律失调性睡眠障碍"② 的睡眠障碍。通常而言，这类人无法早起，甚至下午才能起床。这类人或许能在黎明或白天睡上美美的一觉，因此未必是失眠症患者。

　　由于夜间入睡困难，他们往往难以应付白天的工作，但从事夜间工作则没有问题。

---

① 时钟基因是一个由不同基因组成的基因群，它指导肌肤天然的新陈代谢运作，尤其是自我修护功能的时间和活性。——译者注

② 昼夜节律失调性睡眠障碍是指个体睡眠、觉醒的生物节律与所处的环境模式不协调而引起的睡眠障碍。——译者注

如此，时钟基因在一定程度上决定了人是"早睡早起型"还是"晚睡晚起型"。读到这儿，或许有人会失望地表示：

"啊，那我一辈子都无法早起了……"

"希望早晨能稍微清醒些……"

但事实上，那些晚睡晚起型的人，由于上班时间、职场环境的要求，仍能努力地早起。不少人也以此为契机，逐渐转变为早睡早起型。

因此，并非完全没有努力的余地。在此，解释一下其中的奥妙。

生物钟受数个时钟基因所调节，除了"早睡早起型"和"晚睡晚起型"，还存在"中间型"。

"中间型"人士可按照生活环境、本人意志等改变既有类型。换言之，他们既可以变成"早睡早起型"，也可以变成"晚睡晚起型"。

关键是不能勉强自己从晚睡晚起型立即转变为早睡早起型。正如出国旅游时的时差综合征不能迅速消失一般，这类人需要慢慢地调整生活习惯。

在上文的论述中，早睡早起型占尽了上风，或许有人认为，我在建议人们"成为早睡早起型"。事实上，就我个人而言，希望大家能重新认识晚睡晚起型。不少人认为，安静的夜晚适合深思、写文章。

其实，在作家、艺术家中，早睡早起型并不多见。

对于那些拥有"晚睡晚起型"时钟基因的人而言，在充满活力的早睡早起型的上司手下工作，压力相当大吧。借用刚才的历史典故来说，在当年的北条氏城内，或许有人仅仅由于自己是晚睡晚起型而无法出人头地吧。

对于这些人来说，跳槽到可以十二分发挥自我才能的环境中，或许是出路之一。

下面这则消息，对于晚睡晚起型的人而言，可谓是好消息。

那就是上了年纪后，人的睡眠节奏会老化，变得习惯早睡、无法再熬夜。一旦上了年纪，任何人都会自然而然地转变为早睡早起型。

不过，相当一部分中老年人反而为晚上睡得过早、

半夜醒来而烦恼呢。对于这些人，我推荐"夜活"①，
而非"朝活"，下文将详细说明。

　　生物钟因人而异。

　　一般而言，人们在一定程度上拥有"早睡早起型／
晚睡晚起型"的灵活性，但自然的做法是顺应自己的体
质、工作及生活方式。

　　个人而言，笔者既不推荐"极度熬夜"，也担心是
否有些人在"勉强朝活"。

"无论何时何地都能睡着的人"的陷阱

　　"任何时候我都能睡着，这令我感到骄傲。"

　　"我会随机应变，在哪里都能马上睡着。"

　　有些人会得意扬扬地向别人吹嘘自己的这项本领。
这些人，特别是那些具有代谢综合征倾向的人，几乎无

---

① 与前文的"朝活"相对。——译者注

疑是"睡眠呼吸暂停综合征"[①]。但这并不值得扬扬得意地向他人炫耀。

无论何时何地都能睡着，意味着睡意是如此强烈。在移动的电车、无聊的会议中睡着也就罢了，但如果在工作或重要的商业洽谈中打瞌睡的话，那就不是什么可炫耀的事了。

代谢综合征导致厚脂肪堆积在脖子周围，咽喉的呼吸通道由于受到这些脂肪的压迫而变窄。如果采用仰卧睡姿，重力的影响会变大，脖子周围的脂肪会从上方压迫咽喉，导致人打鼾，甚至可能引起呼吸停止数秒的现象。

有些人甚至会被自己的鼾声惊醒，再也无法入眠。

"睡眠呼吸暂停综合征"患者最大的烦恼是"白天强烈的睡意"。

---

① 睡眠呼吸暂停综合征是一种睡眠时候呼吸停止的睡眠障碍。最常见的原因是上呼吸道阻塞，经常以大声打鼾、身体抽动或手臂甩动结束。睡眠呼吸暂停伴有睡眠缺陷、白天打盹、疲劳，以及心动过缓或心律失常和脑电图觉醒状态。——译者注

对于汽车等交通工具的驾驶员而言，这种睡意或许会成为酿成悲剧的罪魁祸首。有研究针对高速公路上发生的大巴事故，以及密密麻麻的驾驶员排班表实施了调查。该调查显示，不少驾驶员是"睡眠呼吸暂停综合征"患者。

驾驶员往往缺乏运动，睡眠及饮食生活不规律，因此容易肥胖，进而患上"睡眠呼吸暂停综合征"。

仔细观察那些炫耀"无论何时何地都能睡着"的人的生活，会发现他们的午饭大多是炸猪排、牛肉盖浇饭、咖喱饭等高热量食物，晚上也常常相邀去喝酒。

可以说，如果这些人缺乏运动或有吸烟习惯的话，那"睡眠质量自然很差"。

这些人在追求"酣睡"之前，当务之急是调整基本生活方式。

首先是饮食生活。从现在开始，控制晚上的饮酒量、设立休肝日，这些改变不仅会改善营养，还会提高睡眠质量。休息天，有必要腾出一些时间用来运动。

"无论何时何地都能睡着"决非是好的状态。

第一步，认识到这种说法纯属无稽之谈至关重要。

当今的"失眠治疗"与"安眠药"

那些"但愿能好好睡一觉……"的人中，不少人为睡眠浅、每隔数十分钟醒一次等睡眠问题而烦恼。有关数据显示，在这个充满压力的现代社会中，每5个人中就有1个人为睡眠而烦恼。

提起失眠症的治疗，人们首先想到的往往是"安眠药"。

确实，吃"安眠药"会有效果，也是最快捷的方法。

然而，许多人仍希望在尽量不依赖安眠药的前提下，获得令人神清气爽的睡眠。

当然，依靠自身力量自然地入睡，是再好不过了。

对于这些人，这里宣布一个好消息，一种可代替安眠药的失眠症治疗新方法正逐渐普及。

这就是"失眠症认知行为疗法"。

所谓的认知行为疗法，是通过改变患者思维方式

来治疗疾病的治疗法，被运用于抑郁症及惊恐障碍 ①
等疾病的治疗，其具体内容因对象不同而不同。有关
专家针对失眠症开发了失眠症认知行为疗法。据最新
研究结果显示，实施该疗法 1 个月左右，就能达到不
亚于安眠药治疗的疗效。

那么，失眠症认知行为疗法，究竟是何物呢？

简单而言，这是一种纠正关于睡眠的错误知识，按
照正确知识去行动的教育兼实践方案。各医疗机构的治
疗时间并不完全一致，通常为每周 1 次、1 ~ 2 个月。

在这种疗法中，患者将首先学习睡眠相关知识。

他们将学习到一些基本睡眠常识，比如夜晚不宜接
受强烈光照、按时吃早饭、睡前少喝酒和咖啡等。不仅
如此，患者还被要求以日记形式记录自己的睡觉时间和
起床时间等。

待患者们掌握了正确的睡眠知识后，接下来便是实

---

① 惊恐障碍（简称惊恐症），是以反复出现显著的心悸、出汗、震颤等自主神
经症状，伴以强烈的濒死感或失控感，害怕产生不幸后果的惊恐发作为特征的
一种急性焦虑障碍。——译者注

践阶段。

有失眠倾向的人通常会在床上胡思乱想，或为明天的事情而忧虑重重，或直愣愣地望着天花板……这只会让头脑更加清醒。

大家都听说过"巴甫洛夫的狗"的故事吧。

这只狗只要接收到喂食的信号，就会产生唾液。同样，一些人只要一上床，头脑就会清醒。这种不良"条件反射"的形成，正是失眠症的原理。其中，甚至有些人一旦走进卧室、换上睡衣，便会清醒起来。

针对这些人，医生通常会对其实施"刺激控制疗法"这一典型疗法。所谓的"刺激控制疗法"，具体而言，是提倡"睡不着时可以不睡"，避免睡前的闷闷不乐、坐立不安，追求豁达态度的治疗法。

具体为：

·除了睡觉和性活动，在床上不做其他事情。

·20分钟内无法入眠的话，就离开卧室。

·困了后，回卧室。

多么简单的原则。

"睡不着也没事。"这种豁达态度，对于克服失眠症非常必要。即使夜晚无法在床上睡着，但人一定会在其他时间补充睡眠。事实上，没有人会直接因失眠而死亡。

如果担心睡眠不足，那可以在白天打个盹儿。打盹是克服通宵及倒班制工作带来的睡眠不足的有力武器。

这种认知行为疗法效果显著，但最大的问题在于实施这种疗法的医疗机构还非常少。

目前，仅有少数专门治疗睡眠的医疗机构配备了经验丰富的心理咨询师。只有在这些机构中，患者才能接受正规的认知行为疗法。

但是，患者一定程度上可以自学认知行为疗法。比如，阅读这本书，了解关于"酣睡"的知识。广义上说，这也属于认知行为疗法的范畴。

只要患者掌握了正确的知识，养成了良好的生活习惯，并在此基础上转变观念，意识到"睡不着也没事"，便可以培养酣睡能力。

话虽如此，但有些人无法在白天打盹，无论如何都想在晚上睡觉。针对这样的人群，在此介绍一些"安眠药"的使用常识。

安眠药种类丰富，效果多样。

那些能在药店买到的非处方安眠药，含有花粉症药物中同样含有的"让人发困的成分"。那些被称为"催眠药"、"诱导剂"等的安眠药，属于苯二氮卓类药物，必须凭医生处方购买。

许多患者担心，吃安眠药"会不会成为无法摆脱的习惯（依赖性）"，"会不会痴呆（认知障碍）"。

确实，安眠药多少具有这种性质，但不像酒精那样，不会越喝越不管用，量会不断增加。

最近，一些新型安眠药改善了依赖性、认知障碍等副作用。

"褪黑激素受体激动剂"① 可促进人类睡眠荷尔

---

① 褪黑素受体激动剂是新型的抗抑郁药和催眠药，自 2005 年后真正应用于临床，能有效调整生物节律，改善睡眠质量。——译者注

蒙——褪黑素发挥作用，具有调节生理节奏，从而让人自然入眠的作用。

据称，即将上市的"食欲素受体拮抗剂"可以调节食欲素（一种控制人入睡的物质），比目前药物的副作用要少。

如果在市场上买不到效果明显的药物，不妨到专业治疗睡眠问题的医疗机构接受诊断，让医生开些处方药。

但是，最好对那些不先询问生活状态，立即开出安眠药处方的医生敬而远之。失眠症治疗的第一步是了解患者的日常生活，那些对这项工作敷衍了事的医生，不值得信任。

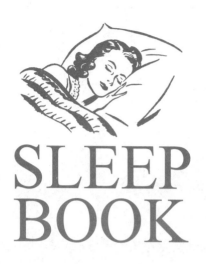

SLEEP
BOOK

第三章

影响大脑和身体健康的"睡眠方式"

越能睡、越年轻！越不老！

睡眠是否可预防
"生活习惯病"、"癌症"？！

为什么我们会为"睡眠"而烦恼呢？这或许是因为我们本能地认为睡眠不足是健康的敌人，并为此感到恐惧。

确实，许多研究不断证明，"睡眠不好的人患病风险高"。

据大规模的调查研究显示，比起不失眠的人，失眠的人患糖尿病的风险高 1.5 倍、患高血压的风险高 1.8 倍。

如今，不仅是饮食及运动，"睡眠"也成了预防生活习惯病方面不容忽视的生活习惯。

那么，为什么失眠会导致人容易患上生活习惯病呢？

或许是因为失眠会导致加速人体活动的"交感神经"过于紧张的缘故。当人在众人面前说话或登高时，会产生紧张的感觉。此时，血压上升、心跳变快、身体出汗、手会发抖。或许，有些人在众人面前说话还不至于紧张，那也应该体验过在游乐园乘过山车时手心出汗的感觉。

这些都是交感神经的作用使然。本来，交感神经在人体睡觉时会被抑制，处于休息状态。

但是，一旦失眠，人会持续处于紧张状态，交感神经就得不到休息。

交感神经过度工作的话，肾上腺素就会变活跃，从而引起血压上升。并且，交感神经一旦活跃，会促进压力荷尔蒙副肾皮质类固醇的分泌。

这种副肾皮质类固醇固然是维持人体生命的重要物质，但分泌过度持续导致人体的血糖值上升。

如果这种情况仅一两天，那也并无大碍。但如果无法通过睡眠得到休息的状态持续 5 年、10 年的话，那血压和血糖值便会上升，可能导致人在不知不觉中患上生活习惯病。

另一方面，如果听到睡眠质量差与"癌症"之间存在联系的消息，你会如何反应呢？

事实上，睡眠时间与癌症并非毫无关系。日本、美国等国的研究者围绕睡眠时间与癌症发病率的关系实施了许多调查。

这些调查得出了一个共同结论，那就是"睡眠时间太短或太长，都会导致死亡率升高"。

这些调查的结论是，无论男女，每天睡 7 ~ 8 小时的人群，死亡率最低。那些为睡眠时间短等失眠问题而烦恼的人，身体往往无法得到充分休养，癌症发病率便会升高，这一假说也随之成立。

一些人即使睡眠时间长，也容易患上癌症。这是由于这些人包括那些抑郁症及睡眠呼吸暂停综合征等患者，他们尽管睡眠时间较长，但睡眠质量差，白天无法精神饱满地工作。

读到这里，有些读者或许会担心：

"睡眠质量差的话，是不是马上就得吃治疗高血压、糖尿病等疾病的药呢？"

"继续这样下去，我会不会得癌症？"

事实上，导致生活习惯病及癌症的原因，即所谓的风险因子来自多个方面。即使睡得再好，如果持续摄入高热量的食物，迟早都会患上糖尿病。同样，在预防癌症方面，比起失眠，吸烟更加有害健康。

但是，与调节饮食生活及戒除香烟等嗜好品一样，只要掌握正确的知识，注意保持合理的生活习惯，就容易改善"睡眠质量"。

第六章总结了今晚起即可实施的改善睡眠的注意事项，请参考该章的内容。

因为没有比——睡得香、身体棒——更美妙的事了。

"痴呆症和睡眠时间"的研究结果

一旦上了年纪，就会容易忘事，比如"看到脸怎么也想不出名字"等，这是无可奈何的事。听说有些人从30岁起就开始感到"记忆力较之前有所减退了"。

同样，睡眠随着年龄的增长而变浅，在一定程度上也是无可奈何的事。

　　随着年龄的增长，人的深睡眠（非快速眼动睡眠）减少，因此不能像年轻时那样熬夜，一大早便会醒来，不再像年轻时那样，可以酣睡了。上了年纪后，人就会出现上述的睡眠老化现象。

　　通过演讲时针对现场听众实施的调查可知，许多人在35岁左右就开始感觉到睡眠的老化。

　　不少研究表明，睡眠质量差会导致人患痴呆症的概率上升。

　　读到这里，读者们可能会担心"睡眠质量差＝记性变差"，将二者联系在一起。这种心情是可以理解的。但是，目前研究界还未明确阐明睡眠和痴呆症的关系。

　　目前，普遍说法是"脑细胞垃圾"β–淀粉样蛋白在大脑内沉积，这是引起阿尔茨海默型痴呆症的发病原因。

　　据美国罗切斯特大学2013年公布的研究结果表明，这种相当于大脑垃圾及废气的β–淀粉样蛋白在人体睡眠时比清醒时少。也就是说，人体在睡眠时，大脑会进行大扫除。

但这是通过小白鼠实验得出的结论，而人患上痴呆症的原因比小白鼠要复杂得多，并非那么单纯。

影响痴呆症的因素是多方面的，比如糖尿病及高血压等生活习惯病、烟酒等消化为大脑及身体毒素的摄入量、有助身体健康的习惯（如运动）的数量、与人交流的时间等。尽管睡眠只是其中一项影响因素，但考虑到其约占了人生的 1/3 时间，确实值得重视。

据西班牙马德里大学的某研究表明，每天睡 8 小时以上（包括午睡在内）的高龄者患阿尔茨海默型痴呆症的风险是常人的 2 倍。

睡眠医学的权威专家加州大学圣迭戈分校的克里普克教授 2010 年公布研究结果称，高龄者最长寿的睡眠时间是比 7 小时短的 5 ~ 6.5 个小时。

"根据年龄、身体状况及生活方式来改变睡眠方式"是解决问题的关键。

既不是"睡不好就会得痴呆症"，也不是"睡得时间长，就不会得痴呆症"。不过抱歉地说，从医学角度看，所谓的 3 小时睡眠法毫无道理，无法确保身体健康。

男人的梦想"超级晨勃"也变得可能！

前文已经提到过，睡眠不足会导致人焦躁不安。但如果是一个夜晚睡眠不足，第二天充分休息的话，仍然会精神抖擞。

但若睡眠不足的状态一直持续，那就不会是暂时的焦躁不安了，可能会变成容易烦躁的"性格"。

如果是偶尔见面的朋友或是公司内的人际关系，或许还能忍受这种人。但如果是恋爱及婚姻，那问题就不可小觑了。

或许没人愿意和焦躁不安的恋人在一起。无论以前还是现在，离婚的首要原因都是"性格不合"，即"讨厌对方的人品"。

据美国杜克大学某研究团队发表的论文显示，长期睡眠不足的女性具有抑郁倾向，且容易生气。夫妻之间容易吵架，与睡眠状态有着千丝万缕的联系。

根据美国匹兹堡大学的研究，入睡困难的妻子，往往会在第二天抱怨对婚姻生活不满或身体状态欠佳等问题。

丈夫也是如此，在睡眠不足的第二天，对夫妻生活的不满和牢骚将会增多。

不难想象，无论男女，如果配偶双方持续睡眠不足，那两人都会变得心情沮丧、易怒，夫妻吵架就会增多。

如果配偶一方持续睡眠不足，那就很有可能出现夫妻双方不合的现象。更何况是双方都持续睡眠不足的状态呢……想想都害怕。

此外，美国加州大学伯克利分校的研究团队，围绕睡眠时间、睡眠质量与婚姻生活之间的关系，实施了问卷调查。

调查结果表明，睡眠时间短、有慢性睡眠不足征兆的人，具有自我中心倾向。另一方面，那些有熟睡感的人，更会表达对对方的爱、体贴及感激之情。

根据这项结果，本书提倡的"酣睡"将成为恋爱及夫妇关系保持圆满的秘诀之一。

接下来，简单说说性的问题。

男性荷尔蒙睾丸素在凌晨 0 点至上午之间分泌增多、作用加强，这成为引起男性晨勃的一大原因。调查表明，近年来，许多日本夫妻为性冷淡问题而烦恼。不难想象，工作到很晚，压力又大，如果再出现睡眠不足的状况，那性行为的次数自然会变少。

此外，睡眠荷尔蒙褪黑素实际上可能与"不孕"有关，这是因为褪黑素会影响男性荷尔蒙及女性荷尔蒙等性腺激素的分泌。

这种褪黑素的分泌受日照时间影响，日照时间越短，分泌就越多，从而抑制性腺激素的分泌。

换句话说，女性在这种情况下，受孕就会变得困难。如果日照时间变长，那性腺激素也会变活跃，使得受孕变得相对容易。

这种倾向尤其在存在白夜现象的北欧，特别是接近北极的地方表现得尤为显著。

住在北极附近的因纽特民族的女性，在几乎处于极夜现象的冬天，褪黑素分泌就会变活跃。受此影响，月经就会停止。

但这是为了在当地生存下去的合理的身体变化。

如果在环境恶劣、缺少食物的冬天怀孕，那孩子会在第二年秋天出生。在条件恶劣的黑暗冬季养育孩子，是一件非常困难的事情。但最近，据说因纽特民族的生活圈导入了人工光，使得女性在冬季也可以怀孕。褪黑素和怀孕的关系，体现了保证种族延续的生命奇迹。

不争的事实
——睡眠不足的人容易变胖

在此，简单介绍下生活习惯病。许多人或许觉得"自己既不是糖尿病，也不是高血压，没问题"。

但是，一说到"代谢综合征"①，有人会说"或许是这样的"、"这样下去的话，可能比较危险……"

---

① 代谢综合征是指人体的蛋白质、脂肪、碳水化合物等物质发生代谢紊乱的病理状态，是一组复杂的代谢紊乱症候群，是导致糖尿病心脑血管疾病的危险因素。——译者注

大家或许都有这样的感受，睡眠时间少的人会瘦下来，一整天悠闲自在的人比较容易圆圆鼓鼓地胖起来。

但是，最新的医学研究完全否定了"睡眠时间短＝瘦"这种说法。

医学领域已经通过实证研究，得出了睡眠时间短、质量差会导致肥胖的结论。

前文提到的压力荷尔蒙副肾皮质类固醇，其分泌量增加后，体重也会随之增加。副肾皮质类固醇是异位性皮炎及肾脏病的治疗药，其代表性副作用就是"肥胖"。

除了副肾皮质类固醇，失眠会产生其他让人变胖的物质，比如瘦素、饥饿激素等。

瘦素是脂肪细胞所分泌的荷尔蒙，能促进能量燃烧，让身体变瘦。

饥饿激素是胃部产生的荷尔蒙，可增进食欲。

从"变胖"的角度看，瘦素扮演了好人角色，饥饿激素则扮演了坏人角色。

经美国斯坦福大学研究团队的研究证明，当人睡眠时间短时，好人瘦素减少，坏人饥饿激素增加。

睡眠时间 5 小时的人比 8 小时的人，好人瘦素低 15.5%，而坏人饥饿激素则高 14.9%。

前文说过，睡眠质量差、肥胖的人由于脖子周围堆积的脂肪压迫咽喉的空气通道，导致通道变窄，从而患上"睡眠呼吸暂停综合征"。当少量空气通过狭窄的空气通道时会产生摩擦音，就是通常所说的"呼噜"。

若没有空气通过咽喉，人会如死去一般停止呼吸。如果人在数秒后感觉难受，便会翻身侧卧。这时，空气便能通过咽喉，避免窒息。

打呼噜、呼吸停止等原因，使得睡眠质量变差，从而导致好人瘦素越来越虚弱，坏人饥饿激素则越来越活跃……这正是失眠→肥胖→失眠这一恶性循环的开始。

这时，应该优先治疗肥胖呢？还是优先治疗睡眠呢？

一旦患上睡眠呼吸暂停综合征，就不能光等着身体变瘦、脖子上的脂肪消失。

这时，应优先睡眠的治疗。并且，第一步是重新思考那些容易因睡眠不足导致肥胖的生活习惯。

"因睡眠不足而变胖"可谓是现代社会的典型生活方式，其表现形式是"工作忙到很晚，很晚才能吃晚饭"。这种生活方式浓缩了让失眠和肥胖进一步恶化的要素。

工作实在繁忙时，或许确实无可奈何，但希望至少能在周末尝试健康的生活方式，让好人瘦素发挥作用，让坏人饥饿激素销声匿迹。

食欲过剩和睡眠的关系

"光睡觉就能减肥"。

这句话仿佛充满魔力，一些介绍这种理念的书似乎还很有人气。

在此，从专业角度解读睡眠与减肥之间的关系。

从医学角度看，这种"光睡觉就能减肥"的观点也并非毫无根据。

如上所述，近年来的研究证明，睡眠不足容易导致身体变胖，且会增强食欲。

这种观点的依据之一是，<u>睡得好会使"让人变瘦的荷尔蒙"变得活跃，睡眠质量差且睡眠时间短的话，"让人变胖的荷尔蒙"就会变得活跃</u>。

第二点依据是，人处于睡眠不足的状态时，会控制不住地想吃垃圾食品。这一点已得到了脑科学研究的证明。

加州大学伯克利分校的研究团队实施了一项相关实验。该实验让实验对象在睡眠不足的状态下，看各种食物的照片。

照片上的食物既包括蔬菜、水果等健康食品，也包括汉堡包、甜面圈等高热量垃圾食品。

研究小组利用核磁共振成像设备，观察了实验对象看到这些照片时的脑部活动。

实验结果是，那些睡眠不足的人，对高热量垃圾食物的渴望度就会越高。

并且，在睡眠不足时，支配吃垃圾食物这一欲望的大脑扁桃体的活动趋于活跃，而支配"想吃，但要忍耐"的带状前回区域、额叶眼眶面等重要部位的活动能力均有所下降。

笔者年轻时也曾在值完班后去吃诸如牛肉盖浇饭、拉面及垃圾食品等高热量食物，以此解压。

睡眠差是造成"压力大导致暴饮暴食"的原因之一。因为那些生活忙碌、压力又大的人，基本上睡眠时间都会变短。

如此，睡眠不仅控制肥胖荷尔蒙的分泌，而且无疑会刺激大脑活动，思索如何减肥并采取活动。

这一机理正是"光睡觉就能减肥"的科学根据吧。

话虽如此，但"睡眠时间越长，越会瘦"、"如果可以熟睡，吃再多都没关系"无疑是无稽之谈。

毋庸赘言，睡眠只是影响体重的其中一个生活习惯，饮食及运动也是相当重要的影响因素。

但是，比起欠考虑的营养控制、服用稀奇古怪的保健品等减肥手段，努力获得高品质睡眠的安全性更高吧。

有些人即使努力减肥，也会在减肥中途无法拒绝甜食的诱惑，反弹后又暴饮暴食。如果这些人尝试重新认识"睡眠",那其减肥的成功率或许会更高。

但是,睡眠时使用"可以让人熟睡的骨盘枕"等产品是否合适,则因人而异,需要根据自己的身体状态来决定是否使用。

说到底,只要睡得好,就已经是适度减肥了。

所谓的"肌肤黄金时间"的谎言和真相

"晚上10点到深夜2点,是肌肤的黄金时间。"

这是在女性杂志上经常看到的报道。其内容是,若在这个时间段维持充足的睡眠,皮肤将保持年轻漂亮。

确实,在这个时间段不好好睡觉的人,总给人不健康的印象。

与朋友们熬夜喝酒、聚会以及边吃零食边上网等生活习惯,容易让肌肤变粗糙。

但是,严格地讲,这类"黄金时间的传说"是错的。

如果一定要定义"黄金时间"的话,那"睡着后的3小时"才是正解。

所以，你不用为此感到悲伤：

"由于是夜班，每天睡觉都是半夜了，已经不行啦！"

"晚上也要上班，无法每天晚上 10 点睡觉。"

……

那么，为什么晚上 10 点到深夜 2 点，会被冠以"黄金时间"的名称呢？这是因为入睡后的 3 小时内，是"生长激素"的分泌高峰期。

生长激素不仅对儿童的成长必不可少，而且会积极促进成年人的伤口愈合等情况。

对于美容而言，生长激素同样至关重要，这是因为它可以促进皮肤的新陈代谢。

皮肤会更新皮肤细胞，老皮肤细胞最终会成为所谓的"污垢"脱落下来。如果生长激素积极发挥作用，那从老皮肤到新皮肤的新陈代谢就会变得活跃。相反，如果生长激素不够活跃，则老皮肤会一直留在那里，变成疲态肌。

因此，一旦入睡，持续睡 3 小时左右是非常重要的。

如果在入睡后 1 小时左右，因听到大的声音、手机响声等醒过来，那就无法进入深睡眠，生长激素的分泌量便会下降。

例如，即使晚上 10 点左右睡觉，间歇性地（比如每隔 1 小时左右）醒来，无法熟睡的话，那无论如何都无法进入深睡眠。这时，就会与本该产生"黄金时间"的深睡眠失之交臂，从而无法获得"黄金时间"。

对于晚上 9 点至 11 点左右入睡的人而言，黄金时间是晚上 10 点至深夜 2 点。对于深夜 1 点左右入睡的人而言，黄金时间是凌晨 4 点至 6 点左右。相关研究证明，即使那些上夜班的人，在入睡后，生长激素也照样会分泌。

生长激素并非是睡眠时间越长就分泌得越多。就这层意义而言，可以说"睡得好的孩子长得快"，但不能说成"睡得多长得快"。关键是入睡以后要持续睡 3 小时左右。

本书第六章将会介绍熟睡 3 小时、快速入睡的小窍门。从今晚开始，尝试力所能及的事，明天早晨化妆

时，你会发现和平时感觉不一样……你有能力获得这种

体验。

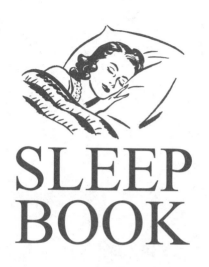

SLEEP BOOK

第四章

一个晚上大脑"焕然一新"！
头脑的敏锐度、记忆力取决于"头脑休息法"

睡觉时印刻在大脑里

现在，越来越多的人在下班后利用晚上时间学习英语会话，或为考证、提高技能等去夜校上课。

另外，中学生也会在放学后参加培训班。

爱学习的人甚至会牺牲睡眠时间去学习。如果是考生，往往会认为无论如何得熬夜学习。但是，这种想法其实是错误的。

理由有两个：

第一，睡眠不足的状态下，人的记忆、思考的效率会下降。

这似乎是不言自明的事实，但许多现代人忘记了这一基本常识。

研究表明，人的大脑中与记忆、判断相关的海马、额叶、顶叶等部位的必要活动会由于睡眠不足而下降。

这时，人的错误及误会也会随之增加。

从科学的角度看，即使抵挡住困意继续学习，效率也会明显下降。

从睡眠科学及脑科学的角度来看，曾经流行的睡 4 小时及格、睡 5 小时不及格的"四中五落"一说，只不过是个落伍的传说罢了。

第二个理由与睡眠和记忆的机理相关。

事实上，"学习后马上睡觉"至关重要。这一点鲜有人知。

睡眠具有"让大脑记住所学内容的作用"。

这是因为，在睡觉时，人的暂时记忆（短期记忆）会转变成难以遗忘的记忆（长期记忆）。在睡觉时，人的大脑会自动复习学习内容。

但是，大脑并非会复习所有的记忆。

睡眠时，那些充分理解的知识点会被强化，而那些一知半解的知识点则会被遗忘。想必这是大家在复习考试时常常有的体验。

那些每天持续思考的难点问题，即便未能理解，也不会从大脑中消失。每天复习并且保持良好的睡眠质量，终有一天会理解这些难点，将之变成自己的东西。

有些人每天奋斗到很晚，却无法出成绩。希望他们能明白，忽视睡眠是件多么可惜的事情，因为花费大量精力学习到的知识无法印刻在大脑里，最终就会消失。

削减睡眠时间去学习，犹如竹篮子打水。拼命打水，最终水却从竹篮的缝隙中漏出来。

而充足的睡眠可以让竹篮的缝隙变小，甚至发挥堵住小缝隙的作用。

"学得好、睡得好"是基本的学习方法。

睡眠医学的权威人士美国斯坦福大学威廉·C.戴蒙博士，将学习后的睡眠称为"大脑夜校"。

睡眠不足对大脑造成的伤害

睡眠不足不仅会影响思考、理解等高级活动，甚至对单纯的记忆单词、数字等工作也会产生消极影响。准确记忆的能力会因为睡眠不足而下降。

哈佛大学的研究表明，在睡眠不足的状态下学习，会由于"交叉效应"导致错误的记忆增多。

所谓"交叉效应"，是指记住新知识后，以前记住的知识会变模糊的现象。

以日本史的学习为例，记住"710年平城京迁都"后，当学习到平安京这一时代时，记忆就会混乱，犯下"平城京是794年吧"的记忆错误。①

或许有人认为，应该不会记错这么有名的历史。但在睡眠不足的状态下，这种记忆错误确实会增加。

说到底，"临阵磨枪"并不是好事。

在此，细致解读睡眠不足导致记忆力下降、错误增加的机理。

睡眠不足的人的大脑究竟发生了怎样的变化呢？

如果了解了睡眠不足会对大脑的哪个部位产生怎样

---

① 平安京由恒武天皇建都于794年。——译者注

的损伤等，就可以更为"科学地"重新审视自己的生活习惯。这是因为仅仅依靠精神力量去努力，毕竟存在着局限性。

欧美的科学家曾做过大量的心理实验，即让实验对象通宵学习后进行记忆，并做出判断。

其结果是，睡眠不足、血液流动变差、葡萄糖代谢降低等原因，会导致人的大脑中与记忆、判断相关的海马、额叶等大脑重要部位的功能下降。换句话说，这些部位无法承受睡眠不足所带来的负面影响。

海马负责短期记忆，额叶负责长期记忆、思考、判断等，对人类而言，这些部位发挥着重要作用。在明白这些部位无法承受睡眠不足所带来的负面影响这一道理后，便不难理解，当困意袭来时，奋战学习的效率将非常低的道理了。

不仅是大脑中海马、额叶等特定部位，就连人类在记忆事情时所不可或缺的"注意"、"集中"等功能，与"睡意"之间也存在着颇为有趣的关系。

　　事情并非如此简单，即便大脑的几个特定部位发挥功能，人的注意力、集中力也未必会变得活跃。当人在记忆事情、思考问题时，由脑神经细胞构成的整个神经网络都会参与其中。

　　比如，你或曾有过这样的体验吧，可以持续数小时集中注意力学习自己特别喜欢的科目，但当考试临近，不得不学习不擅长的科目时，在打开教科书的一瞬间，强烈的睡意就会阵阵袭来。

　　或者回忆下在公司参加根本提不起兴趣的无聊会议时的状态。前一天明明睡得很足，开会时还是抵挡不住强烈的困意。你也有过一两次这样的体验吧。

　　人们对不感兴趣或不甚关心的事情，不容易集中注意力，如果无法维持注意力和集中力，那么清醒度就会下降，就会产生困意。

　　事实上，即便是睡眠时间充足，人们对不感兴趣的事物也往往会产生困意。但研究界尚未阐明大脑的这一机理。

　　更何况是人在睡眠不足的状态下，面对讨厌或不感兴趣的事物时，注意力更加无法集中，立马会"中途睡着"，这是再自然不过的现象了。

当你必须要完成不感兴趣的任务时，不妨尝试至少事先确保比平时更充足的睡眠时间。

"困得吃不消继续学习了……"

"昨晚忙到很晚，下午的会议要睡着了……"

这时，建议晚上早点睡，明天早点起来学习，或者小憩 15 分钟左右。比起喝那些味道怪怪的营养饮料，还不如"睡眠"来得管用。

对于那些无论如何都提不起兴趣的学习和工作……在不得不完成这些任务的时候，唯一的解决办法就是睡眠。

每天都能酣睡的人的人生往往会比较顺利。或许这是因为这些人拥有坚韧不拔地克服自己不感兴趣的事物及困难的"精力"吧。

"打盹"具有让人获得思考力的效果

有时我们拼命思考却想不出好主意，从而为此苦恼。

艺术家及作家、研究者自不必说，商务人士也需要新颖的主意或"灵感"吧。

要获得这种"灵感"，平时的努力固然重要。但是，当精神和肉体都处于疲惫状态时，人们持续思考的能力就会下降，自然也会被"灵感"所抛弃。

然而，如果告诉你，有一种方法可以帮助你在睡眠期间获得"灵感"，从而获得那些绞尽脑汁都想不出来的绝妙点子，那你会怎么想呢？

在此，介绍两种可以帮助你获得绝妙灵感的睡眠。

首先，是晚上的睡眠。

研究表明，大脑的休息，尤其是"夜间的高质量睡眠"是促使人在持续思考某问题后，突然瞬间获得"灵感"的必要条件。

德国吕贝克大学的研究团队实施了这样的实验，让学生解答需要数学"灵感"的智力游戏。

然后，将那些无法解出智力游戏的学生，即"灵感"不足的人，分为 A、B、C 三个小组，分别在下列条件下再次实施实验。

A　早上阅读问题，白天思考 8 个小时。

B　晚上阅读问题，通宵思考 8 个小时。

C　晚上阅读问题，然后睡 8 个小时。

或许你大致猜到了实验结果。

"不思考直接睡"的 C 小组成绩最优秀。与其说"拙劣的思考等同于休息"，还不如说"拙劣的思考不如睡觉"。

"灵感"不仅仅限于夜间的睡眠。

仅仅一两分钟的午睡或打盹，也能催生绝妙的主意。

这种能让人获得"灵感"的第二种睡眠，便是这类"短时间打盹"。

据说，以超现实主义画风著名的西班牙画家萨尔瓦多·达利，常常在午睡中获得构思的灵感。下面，介绍下达利著名的"金钥匙午睡"。

首先，舒适地坐在扶手椅上。接着，拿一串房间钥匙，让它搭在左手或右手的指缝间。心情放松睡着后，钥匙就会从突然失去力气的手中掉落到地上，发出"哐当"的声音。钥匙的作用正是让自己从"哐当"声中醒过来。达利通过这种方式，将打盹控制在一两分钟的超短时间内。

达利亲身体验到，这种超短时间打盹可以获得"灵感"的道理。这是具有科学依据的。

人有时会在即将入睡时体验到所谓的"入睡前幻觉"。这时，人的眼前会出现不知是梦还是幻觉的模糊不清的非现实画面。

达利正是利用了这种"入睡前幻觉"。

这是因为在非常浅的睡眠状态下，潜意识会自由活动，这时，人脑中会闪现出创意点子。但是，科学界尚未阐明这种"入睡前幻觉"的科学机理。

还有一段逸事。据说，德国化学家凯库勒曾通过"入睡前幻觉"发现了苯环结构，从而为建立划时代的化学结构理论奠定了基础。

如果能娴熟地运用夜晚的"酣睡"和白天的"超短时间睡眠"这两种睡眠，便有可能创造出人气的商品或革命性的新点子。

当你的工作停滞不前时，不妨尝试下上述这些方法。

"睡觉时，英语会变好？"

"只要在睡觉时听录音，就能学会说英语。"

你是否听说过这样的睡眠学习？

这种广告往往让人感觉不靠谱，但却抓住了一些人尽量想轻松提高成绩的内心弱点。这种说法并非最近才出现，我记得小时候在漫画杂志中也看到过宣传睡眠学习设备的广告。

我以前也认为这种"睡眠学习"并不可靠。

但是，根据最新研究，无法断言睡眠学习百分之百是骗人的招数。

当然，研究还未能证实，通过睡眠学习，一觉醒来就能流畅地说英语这种梦幻般的说法。但是，研究表明，人即使在睡眠时，大脑仍然具有感知声音刺激的功能。

美国西北大学的研究小组实施了一项实验，实验中让实验对象学习一种从未接触过的新乐器。

这项实验让实验对象练习新乐器一段时间后小睡片刻。实验表明，让实验对象在打盹时听练习曲，有助于其提高演奏乐器的技能。

对于在学校社团担任音乐工作的人，以及有志成为音乐家的人来说，这算是令人惊奇的睡眠学习法吧。

那么，堪称睡眠学习之"鼻祖"的语言学习又如何呢？最近，研究者公布了一项有关语言学习的研究成果。

据瑞士苏黎世大学的某研究团队 2014 年发表的相关论文显示，在深睡眠（非快速眼动睡眠）时听学过的外语有助于后期记忆。

这项研究对于思考睡眠学习有着极重要的意义，且令人深感兴趣。

该研究实施了这样的实验，即将 60 名母语是德语的实验对象分为两组，让他们在晚上 10 点记若干组荷兰语单词。

然后，让第一组实验对象小睡片刻，并在他们的枕边一直播放这些荷兰语单词的录音。

第二组实验对象则不被允许小睡，必须一直在醒着的状态下听录音。

其结果是，第一组比第二组记住的单词反而多。

这个实验体现了"睡眠学习"的效果。

但是，人不可能在白天完全不学习，百分之百依赖睡眠学习，睡前的勤奋学习必不可少。这正是这项研究的关键之处。睡眠期间听的录音，只能发挥补充、强化睡前所学内容的辅助性功能。

尽管我们现在已经无法断言"睡眠学习不靠谱"，

但目前而言，开发并应用有科学依据的升级版"睡眠学习设备"的可行性还较低。

或许，科学家可以开发出那种通过测量脑电波，自动地在人处于深睡眠时播放语言录音的设备。但据我所知，目前还没有研究证明，"白天不学习，仅仅靠夜间的睡眠学习就能获得成果"这种全人类所向往的睡眠学习可以成为现实。

记住后马上睡觉，就不会忘记

上文提到过，无论在学习前还是学习后，都要睡好。或许有些读者读到这里，会觉得似乎听说过"快速眼动睡眠期间，大脑会整理记忆"的说法。

为什么会出现这样的说法呢？

在此，简单复习下快速眼动睡眠。

在夜间睡眠的整个过程中，快速眼动睡眠每隔 90 分钟左右出现一次。在成年人的睡眠中，这种睡眠所占的比例约 20%。快速眼动睡眠期间，人会做噩梦等相对清晰的梦。

根据正电子图像（计算机断层扫描的图像）显示，快速眼动睡眠期间，大脑边缘系统这一深层部位会趋于活跃。

由于人会"做梦"，因此或许可以将睡眠与记忆整理关联起来。这种观点假设的前提是"做梦期间，大脑在整理某些记忆"。顺便提一下，婴儿 50% 以上的睡眠是快速眼动睡眠。那些主张睡眠对婴儿的脑部发育至关重要的观点，或许不无道理。

那么，在非快速眼动睡眠期间，大脑中没有出现任何活动吗？事实上，并非如此。

非快速眼动睡眠大致可分为迷迷糊糊的浅度"轻睡眠"和熟睡的"深睡眠"。深睡眠期间，单词背诵等记忆将印刻在大脑中。换句话说，深睡眠期间，由大脑中的海马储存的短期记忆会转变为由额叶储存的长期记忆。

许多研究表明，轻睡眠期间，正确打字等简单工作技能将得到强化。浅轻睡眠期间，会出现一种被称为"睡眠纺锤波"的特殊脑电波。"纺锤波"① 这种脑电波或许在运动记忆方面发挥着重要作用。

现阶段的结论是：

既不是"保证大量的快速眼动睡眠，记忆整理能力就会提高"，也不能单纯地认为"保证大量的深睡眠，大脑会变聪明"。

尽量保持良好的睡眠习惯，才是最大限度地发挥睡眠期间固定并强化记忆效果的捷径。

本书反复倡导的常识，比如晚上不宜接受强烈的光照、睡前不要摄入咖啡和酒精、不要过度睡懒觉及午睡等，是睡眠期间让大脑变聪明的前提条件。

---

① 纺锤波由大脑的丘脑产生，而丘脑是负责将外部世界的信号传递给大脑其他部分的一种结构。研究人员据此认为，丘脑产生纺锤波正是为了阻止外部的噪音干扰睡眠中的大脑。——译者注

睡眠老师教你
"让头脑一大早就清醒的方法"

读到这里，你或许会认为"什么呀！难道没有边睡边让头脑变聪明的快捷方法吗？"

你不必为此感到失望。从我所理解的睡眠机制的角度看，"让头脑在一整天内始终保持清醒的生活方式"是存在的。

"心情舒畅地酣睡"固然重要，但如果要精彩地度过每一天，最关键的做法是让"生物钟"固定。

换句话说，"在固定时间起床"是保持集中力和思考力的最重要的简单方法。

或许许多人都曾有过这样的体验，在理应起床的时间想赖床，睡了懒觉后头又昏昏沉沉的。这是因为脑血管过度扩张的缘故。此外，当我们起床后匆匆忙忙收拾完去上班、上学时，"睡眠惯性"会发挥作用，让人迷迷糊糊得根本无心工作和学习。

睡眠惯性是指"想要继续睡"的大脑习性。

这个名字来源于"物体运动，则会保持运动，物体静止，则仍将静止"的物理学惯性法则。

睡眠惯性会随着体温的上升而消失，这段时间的长短因人而异，大致为 1 ~ 2 小时。

在这之后，大脑活动将会迎来活跃期。因此，上午是大脑最为清醒的时间段。那些需要做出判断和思考的学习和工作，应该安排在上午进行。

年轻人或晚睡晚起型的人，可以在安静的夜晚深入思考。但随着年龄的增长，入睡时间会变早。当人超过 35 岁，在上午进入工作巅峰状态才是上策。

午饭后不久，生物钟会开始出现睡意。

生物钟拥有约 24 小时的昼夜节律和约 12 小时的半日节律。

人之所以会在午饭后想睡觉是由于半日节律的作用，而非是午饭吃饱的缘故。

或许可以像上文提到过的画家达利和化学家凯库勒

那样，午饭后进行"超短时间打盹"，以获得"灵感"。

如果为了弥补平时的睡眠不足，并提高下午的工作效率，那理想的打盹时间为 15 ~ 30 分钟。如果打盹时间超过了 30 分钟，那将使得晚上的入睡和熟睡程度变差，反而导致睡眠节奏变紊乱。

如果依靠午后的小睡消除疲倦，那另当别论。通常情况下，傍晚到晚上这段时间，一天的疲惫会逐渐显现在脸上。但由于体温还很高，所以大脑功能并没有下降。

理想的做法是，上午优先做"必须要做的事"，下午则做那些自己感兴趣的"想要做的事"。

此外，晚上控制光照的明亮程度尤为重要。夜晚的明亮光照，特别是电脑及手机的显示屏发出的蓝光，会抑制睡眠荷尔蒙褪黑素的分泌，从而影响睡眠质量。

我不推荐在临睡前学习和工作，这样会让大脑处于兴奋状态，难以入睡，最终导致睡眠不足。

硬要在临睡前安排工作的话，不妨安排一些需要集中力，但不太需要思考力的简单工作，比如，背诵单词、做标记、反复朗读、写东西等。

由于在深度非快速眼动睡眠期间，已背诵的文字记忆会固定下来，因此可以在临睡前安排背诵，直到头脑不再清晰，让这些记忆刻印在大脑里。

第二天早晨，再次在固定时间起床。

如果反复多次，便可以最有效地利用每天的时间。

如果你想要提高工作和学习效率，或试图重新思考时间的管理方法的人，请参考这项内容。

容易犯"判断失误"的大脑状态

上文已提到过，睡眠不足会造成记忆力下降。严重的睡眠不足，会导致无论如何努力，都无法提高成绩。

这不仅仅体现在学校的学习成绩上。研究表明，当人睡眠不足时，会对涉及金钱的买卖、投机等做出错误判断。

当人处于长时间不睡觉、眼睛困得睁不开的睡眠不足状态时，往往会做出可能导致利益受损的高风险决断。

对商业人士而言，必须认识到这一点。

根据美国杜克大学与新加坡国立大学医学院的合作研究团队所实施的实验，睡眠不足的人，大脑中估算利益的部位会趋于活跃，另一方面，大脑中预测损失的部位将会趋于不活跃。

这项实验邀请 29 位健康的实验对象完成一项具有赌博性质的心理学任务，即赢了后赚钱、输了后赔钱的游戏。当实验对象参与游戏时，研究团队会对他们的大脑进行核磁共振成像（MRI），调查大脑的哪些部位趋于活跃、哪些部位活跃度下降。

与那些获得了充足睡眠的人相比，那些通宵加班后参加这个游戏的人更容易做出"增加利益"的决断，而非"不赔钱"的决断。换言之，他们只关注利益，而对失败及损失则比较迟钝。

说得好听点，人一旦睡眠不足，就会变得无所畏惧、心态积极。但现实是，这样的人会变得粗枝大叶，不太考虑失败和损失，为追求巨大利益，他们甘愿冒孤注一掷的风险。

　　实际上，任何人都不可能依靠赌博赚钱。整体来看，赌博会让人赔钱。

　　相反，如果像诈骗犯那样向他人吹嘘赚钱生意的话，那最好选择那些貌似睡眠不足的对象。

　　拉斯维加斯及澳门的赌场会使用霓虹灯、明亮的灯光，以及色彩鲜艳的地毯和室内装饰，让人错以为是白天。这种赌场让客人不易产生睡意，在赌博中赔钱，从而自己获利。这一企图得到了科学的证明。

　　尽管以赌博为例解释了上述研究结果，但事实上，商业或多或少都具有赌博性质。股票及投资等便是代表性例子。

　　此外，随着身地位的提高，一个判断让整个公司蒙受巨大损失的情况也会随之增多。

　　睡眠不足会让人做出偏冒险的判断，诸如既然有赚1000 万日元的机会，那损失 100 万日元又算什么呢。

当你明白了这个道理，你会更加关注自己的睡眠吧。

这个话题不仅限于金钱得失，也同样适用于跳槽及结婚等人生节骨眼上做出决断的时候。

由于突然的冲动就决定跳槽，或者只看到对方的优点就决定结婚，那之后可能会后悔。

当要做出影响人生的重要决断时，应该在熟睡后的第二天早晨，重新思考一遍。

当你感觉"今天睡眠不足"时，尽量不要做出重大决策。

即使自认为与往常一样，但你的"大脑"是诚实的。

请牢牢记住："睡眠不足时，无法像平时那样做出判断。"

在枕边放置"一张卡片"

"思考致富"。

这是著名成功学作家拿破仑·希尔的名言。可以说，世界上许多自我启发的书籍，都是根据这一实现愿望的法则而撰写的。

思考致富的具体方法包括"将自己的目标写在备忘录或笔记本上，反复看"。

仅仅在大脑中思考目标的话，目标在自我意识中会渐渐模糊，不知不觉地就会被遗忘。

因此，这种方法是将

"考上东大！"

"三年之内开公司！"

"40 岁之前，年收入达 1000 万日元！"

等写着自我目标的笔记放在显眼的地方，让心情保持紧张。

但是，如果将写着目标的字条放在不显眼的地方，那这个煞费苦心的计划就会失去意义。

当几个月后或几年后发现这张写着目标的字条时，仅仅会发出"啊，当时我那么想啊"的感叹来怀念往事，如果以此告终的话，那太令人失望了。

比较合理的做法是，将写着目标的纸张放在每天都会经过的地方。比如，盥洗室、厕所、餐桌……备选的地方很多，我比较推荐"床"。

我们每天都会睡觉。将写着目标的字条或笔记放在床头柜上，是个好主意。

如果将目标贴在床边，那睡前和醒后，一天两次，都会有意无意地确认自己的目标。

将目标放在床头，还有一个优点，那就是可以利用睡眠期间的"大脑的可能性"。

上文已经说过，大脑在睡眠时会对记忆进行整理。

通过睡前确认目标，大脑可能会在睡眠期间再次确认目标的重要性。

此外，起床时确认目标，估计会让人每天都充满活力、精神抖擞。

为实现目标，必须坚持不懈地付诸努力。

为了让自己为之"坚持不懈"地努力，在枕边张贴目标的方法，值得一试。

或许有人认为：

"在枕边放这种东西，让人难为情。"

"想放在钱包、记事本里。"

个人觉得，如果想真正实现目标，最好将它贴在床头，让家人也知道。

如果身边的人也知道了自己的目标，那本人就会产生必须实现它的积极压力，同时还能得到他们的帮助。

所谓的目标，并不应该仅仅以睡觉时做梦的形式而告终，而是应该孜孜不倦地为之努力。为保持这种"孜孜不倦"，"酣睡的可能性"或许会发挥重要作用。

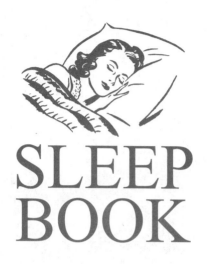

SLEEP BOOK

第五章

这样睡，心情会豁然开朗

自律神经具有让 90% 的烦恼烟消云散的力量

"睡一觉后就会忘掉烦心事"
具有科学依据

"无法忘记在别人面前生气的事。"

"别人说了蛮不讲理的话，很生气。"

"被恋人甩了，很痛苦。"

无论是工作还是日常生活，人有时会对不愉快的记忆或伤害耿耿于怀。此时，人往往会陷入自我厌恶的情绪中，认为：

"自己不擅长转换心情。"

"讨厌为此耿耿于怀的自己。"

希望拥有直爽的性格和快速转换心情的能力……不少人这样想吧。

忘记烦心事的最有效方式是什么呢?

消除压力的有效方式既不是喝闷酒,也不是吃东西。

"保证充足的睡眠"才是最有效的方式。

从科学的角度看，"睡一觉后就会忘掉烦心事"的说法是正确的。

研究表明，大脑会在睡眠期间处理那些我们在日常生活中所体验到的"讨厌"、"生气"等消极情绪。

相反，那些不能保证充足睡眠的人，愤怒、不安等情绪容易变得强烈。

浅显易懂地说，越是睡不好的人，越容易变得消极，比如：

"一直记恨在心。"

"对烦心事恐惧感增强"等。

"睡眠不足时，人会变得焦躁"，这是任何人都曾有的体会，脑科学研究也证明了这点。

这是由于在睡眠不足的状态下，大脑中作为消极情绪源的扁桃体将趋于活跃，具有控制情绪作用的额叶将会受到抑制。

当然，并不是说，只要保证充足的睡眠，就能让痛苦的记忆完全消失。

但是，人类具有合理的大脑机理，帮助人类消化不愉快的记忆并渐渐不再在意它们。

身体皮肤在受伤后不久就会结痂，逐渐痊愈。人的大脑也是如此，人类具有自我治愈的"自然治愈能力"。

"睡一觉后就会忘掉烦心事"，准确地说是，"睡一觉后就会变得不在意"。反之，如果睡眠不足的状态持续下去，就容易变得闷闷不乐、磨磨蹭蹭，最终进入对自己失去信心的恶性循环。

例如，上司发脾气、演讲失败觉得丢脸、客户大发脾气、几近崩溃……有些日子确实不那么走运。有些夜晚，人会把"痛苦"和"悲伤"的情绪带到床上，心情无法恢复平静。

但是，睡眠期间，人的大脑会好好地整理这些情绪。

如果努力让自己必须忘记、不能在意等，就反而不能忘记。如果想着"睡一觉后就会好，所以必须睡"，那入睡就会变得困难。

即使放任这些情绪，反正迟早都会忘记。

即使今天一整天都睡不着也没关系，反正想睡的时候，自然会睡着。

如果心态如此豁达，那就能形成"夜晚睡得香，将烦心事忘得一干二净"的良性循环。

不要漏掉这些"黄色信号"

要在公司获得成功，并非自己一个人努力就行。特别是职务越高的人，越要好好地关注下属，因为让下属发挥作用，关乎自己的成功。

当然，作为领导要想成功，那么下属管理，尤其是下属的健康管理不可或缺。

最近，在职工的健康问题上，最令人关注的是抑郁症等"精神健康"问题。根据日本总务省 2012 年实施的调查显示，约 50 万人因抑郁症等原因不得不停职。工作压力、职场关系、工作强度……各种因素成为引发抑郁症的原因。

那么，有什么秘诀可以让上司尽早发现下属精神状态不佳的情况，并预防此类情况的发生呢？当然，关键词是睡眠。

· 生活不够精彩

· 错误及失误增加

· 白天发呆时间变多

· 不太注意仪表

如果你手下有这样的下属，那怎么办呢？

"你到底想不想干？"

"居然做出这种事，要被解雇了！"

在你朝着下属发火前，先推测他或她的睡眠状况。

尽管不至于到精神出现问题的地步，但工作效率下降的人，大多有睡眠问题。

比起询问是否存在严重烦恼、是否处于抑郁状态等，根据睡眠状况做出判断更为简单，并且，睡眠是可以通过睡眠时间数值来加以确认的重要精神健康指标之一。

"睡眠时间能保证吗？"

"睡得好吗？"

如果这样询问，那关心的心情将会传递给下属。

"你有烦恼吗？有的话，说来听听。"

或许也可以用这样的方式去表达关心。但如果是难以启齿的烦恼，或者是还没建立信赖关系的情况下，其结果将以"……不，没关系"而告终。

如果，下属反映"很难入眠。""半夜醒好几次"等问题的话，那就是黄色信号。

但不要因此直接建议"那去看看医生如何"，要委婉地确认其工作方面有待改善的地方，比如工作负担是否过重等。

"这很痛苦吧。"

"没事吗？听说睡眠很重要哦。"

你可以这样漫不经心地询问下属的身心状况。

如果无法通过改善工作来解决，那就需要借助睡眠专家的力量。

"15分钟的早睡"大幅降低焦躁情绪

"真是的，要等到什么时候。"

"前面的客人不要磨磨蹭蹭了，能快点给我结账吗。"

"网络怎么连不上呢。"

现代社会越来越注重速度。

当事情和自己想象的不一样，不按自己的节奏进行时，就会说出"以前不会这样的"等话语。这种焦躁不安的情况是不是增多了？

从"消除焦躁"、"让心情平和"之类书籍的普及程度也可以看出，现代人是多么"想心平气和地生活"。

即便是神仙也无法完全消除焦躁感，但我们希望能控制自己的心情，尽量愉悦地生活。

控制焦躁感的最快捷的方法是"酣睡"。

刚才简单说明过，大脑中有个名为"扁桃体"的部位。

这一部位能够控制恐惧感、厌恶感等消极心理活动。

或许有人认为，"消极情绪"是令人讨厌的、想要

消除的东西。其实，这是人类在维持生命的过程中非常
重要，甚至不可或缺的东西。

被摘除扁桃体的猴子，会满不在乎地接近老虎、蛇
等原本只要一看到就会逃离的天敌。

"可怕"、"恐惧"、"讨厌"等情绪是在危险状
况下保护生命的重要武器。

但是，我们生活在文明社会。人们不会因为部长的
可怕，就像猴子那样选择逃离。现代人的扁桃体棘手的
地方在于，恐惧和厌恶感会导致"愤怒"。

人之所以不会因为部长可怕而逃离，或者采取暴力
行为，是因为人脑的前额区会抑制扁桃体的失控状态。
正因为前额区的这种作用，人才能隐藏自己的悔恨及愤
怒，一直忍耐下去。

不过，由于睡眠不足，扁桃体的失控状态将会越
来越严重,这时,恐惧、愤怒等不稳定情绪会变得强烈。
更糟糕的是,前额区的功能将会下降,从而无法再"忍
耐"。各类脑研究表明，睡眠不足将会导致人的情绪
失控。

即使变得急躁、易怒，别人也无法指出，没有人会直接提醒这种难以相处的人吧。说到底，除了自己注意之外，别无他法。

"最近有点睡眠不足。"

"睡眠时间肯定不够。"

这些话不仅让自己变得焦躁，还可能让别人产生不愉快的感觉。让我们通过他人的反应，来修正自己的行为吧。

在解压对策方面，基本建议是客观地看待事物、减轻压力等。"做到了这些就不会操心了"或许是句真话吧。但如果目标仅仅是"好好睡觉"，从今天起，我们就能实现。

感觉睡眠不足的人，可以夜晚比平时早睡 15 分钟，或者白天打盹 15 分钟，以补充睡眠。单单如此做，情绪控制的效果就会逐渐显现。

这 15 分钟将会为控制愤怒的前额区补充能量，是必不可少的时间。

睡觉时分泌的"幸福荷尔蒙"

"催产素"这种荷尔蒙会治愈心灵，让人产生幸福的感觉，因此也被一些研究者称为"幸福荷尔蒙"。

催产素原本被认为仅是与分娩、哺乳相关的荷尔蒙，具有让子宫收缩、促进分娩及母乳分泌的作用。

但是，研究表明，男女老少都会分泌催产素。

并且，催产素会作用于脑神经细胞。

催产素将会作用于大脑，使人产生热心、信赖、体贴等情感。

所以催产素又被称为"幸福荷尔蒙"，可谓名副其实。

那么，"睡眠和催产素的关系"究竟表现在哪些地方呢？

睡眠不足后，催产素也会减少……或许有人会这么想。但遗憾的是，尚无实验结果表明睡眠不足→催产素不足→不幸福。

不过，一些研究表明，"睡眠不足会间接地降低催产素的作用"。

在人入睡约 5 小时后的半夜，催产素的分泌将达到高峰。

半夜到凌晨的这段时间内，做梦的睡眠（快速眼动睡眠）会多次出现。上文提到过，快速眼动睡眠是处理情绪及压力的睡眠。催产素在处理"厌恶的记忆"方面，可能也担任着重要角色。

并且，催产素与具有治愈痛苦功能的神经传递物质"血清胺"之间也有着密切的关系。当人放松、心情平静后，血清胺将会变得活跃。一旦血清胺变得活跃，那么催产素就会随之变得活跃。

也就是说，"自己心情一旦平静，便会和气地对待他人"。

"那么，如果能分泌或摄取大量的催产素，那不是会变得更幸福吗？"

这样的想法，会自然而然地产生。

遗憾的是，催产素容易分解，所以无法制成药片或药剂的形状。但也并非毫无办法。

在医学研究中，这种催产素已经被运用到"滴鼻液"中，只是尚处于研究阶段，安全性等有待验证，因此还未获得推广使用的许可。

那么，是否具有不依赖药物，依靠自身力量提高催产素功能的方法呢？

上文已提到过，"和治愈的荷尔蒙有关系"。

大脑放松后，副交感神经受到刺激，催产素就变得活跃。悠哉地泡个澡、闲适地在咖啡馆喝个茶，没有时间的话仅仅做个深呼吸，都会有放松的效果。

并且，反过来说，"自己先主动对别人好"，可能会提高催产素的功能。

具体而言，诸如家庭聚会、和配偶交流、和朋友聊天、诚实地表达情感、对他人热情、不忘记表达谢意等行动。

这些行动是维持良好人际关系所不可或缺的。

让对方开心后，别人也会对你好，自己便会变得幸福……形成这样的良性循环。

催产素发挥的作用越大，越能熟睡，催产素便越会趋于活跃……人生不断地朝着好的方向发展。

只要酣睡，就能和气待人；只要和气待人，就能酣睡。

这不正是创造幸福人生的大启示吗？

整晚都睡不着？！
备受关注的"睡眠剥夺疗法"

"周末，我要尽情地睡懒觉"。

一些人往往这样安慰自己，从而在工作日奋战到很晚。

但是，睡眠时间并不像金钱那样"越多越好"。

当你在周末早晨睡个回笼觉，中午时分起床后，是否有"头疼"、"心情不好"等状态不佳的感觉呢？

过度睡眠不仅会破坏生物节律，导致时差综合征，还会由于倦乏变得无精打采，甚至抑郁。

过度睡眠后人会情绪低落，通宵工作后反而会情绪高涨，这实在令人不可思议。

事实上，对于抑郁症还有这样的治疗方法，即"一整晚都不睡"的睡眠剥夺疗法。

关于通宵后变得情绪高涨的人体机理，目前尚属于未解之谜。

相关研究报告证明，通宵疗法，准确地说是"睡眠剥夺疗法"具有实际效果。但这种治疗方法最大的问题在于，可以通宵期间陪护患者的医疗工作人员严重不足。本人也希望为有抑郁烦恼的人实施睡眠剥夺疗法，但由于通宵后的第二天仍要面对繁忙的工作，反而让自己变得抑郁。

回到刚才的话题，科学界尚未阐明过度睡眠会导致抑郁的机理。

不少抑郁症患者属于无论睡多久都还很困的"嗜睡类型"。尽管其机理尚未明确，但过度睡眠对精神会产生负面影响，却是事实。

当明白睡眠不足不利身体健康这一道理后，有些人会把睡眠时间拉长，但为了健康还是不要这么做吧。

"回笼觉"基本不利身体健康。睡眠时间 6 ～ 7 小时就足够了。早晨醒得稍微早了点，犹豫是否再睡个"回笼觉"的时候，最好就干脆起床。

"至少休息日，想睡个懒觉。"

不少人这么想吧，我也是其中之一。尽管说理想的做法是和平时一样在固定时间起床，但人往往无法抑制自己的欲望，这种心情也能理解。

无论平时感觉多么睡眠不足，也不能将休息日的懒觉作为补充睡眠的方式。休息日的懒觉最好控制在 2 小时左右。

这样做才能让懒觉对当天晚上的入睡产生较小的影响。比起懒觉本身，"休息日早晨很悠哉"的这种感觉，更具有放松的效果。

当你在休息日睡到中午过后，可能会后悔道：

"啊，休息日过去了一半。又浪费了半天！"

为此心情低落。

并且，最糟糕的坏影响是，这种行为破坏了一周的节奏，让人精神不振。

周日早晨的大懒觉→周日晚上睡不着→睡眠不足地迎来忧郁星期一→精疲力尽。如此，开启了新的一周。

如果这种"负循环"反复进行，那可能会从"心情低落、提不起兴致"的阶段，发展到"早上起不来"、"不想上班"等真正"抑郁症"的地步。

请下定决心，将"休息日的懒觉控制在2小时内"。

让床上的"胡思乱想"消失！

"一想到明天要当众做重要的报告，就睡不着。"

"一上床，净想那些担心的事。"

因为想事情才睡不着呢？还是因为睡不着才想事情呢？

这又是一个鸡和蛋的问题，很难说哪个在先。

白天的话，即使想起讨厌的人，也能通过看电视、上网、听喜欢的音乐、和别人聊天等方式，来排遣这种烦恼。

但是，晚上一个人躺在床上时，就不一样了。

"睡眠"毕竟是一个人度过的时间。如果能睡着，那是最好的时间。如果睡不着，那就像自己一个人被抛弃在沙漠中央那般，孤独感阵阵袭来。

孤独感会加深心中的不安和忧虑。

"睡眠不足，会不会影响明天的工作？"

如此，不仅担心工作，还会担心：

"课长会不会又提出批评意见呢？"

"必须向那位动不动就生气的顾客道歉……"

当那位不好对付的人的面庞浮现在眼前时，思考就会变成烦恼，越发难以入睡。

这时，人们往往会想：

"像这样压力大的时候，首先要请精神科或身心医学科的医生开一些安眠药……"

但是，在依赖医生和药物之前，请先思考能否通过自身力量改善睡眠。

这时，不妨先尝试本书中所提到的与安眠药具有同等效果的"失眠症认知行为疗法"。

在失眠症方面，其主要的治疗方法有"睡不着就下床"、"不仅下床，还要走出卧室"。

"即使睡不着，也要睡在床上、闭目养神"这种建议反而会起到相反效果，并不推荐。

这是因为这样做会在大脑中刻下"床＝睡不着，让我倍感孤独和痛苦的地方"的烙印。

这在医学上被称为"条件反射"，这种"一上床就睡不着"的条件反射需要花费大量时间才能得以消除。

具体方法是，在 10 ～ 30 分钟后还感觉睡不着时，就走出卧室，在客厅等地方待到有睡意为止。

等到有睡意时，再回到床上。明明睡不着，还在床上无聊地看手机、看书的话，会让大脑更加清醒。

走到客厅后，尽量避免电视机、手机、电脑等刺激源，最好边喝花茶边听喜欢的音乐。

如果在床上无法入睡的意识比较强烈，那将沙发床等设置为"第二个睡觉场所"也是解决方法之一。

那么，有什么好方法可以让人摆脱"一到临睡前就会想事情，睡不着"的模式呢？

认知行为疗法的建议是：

"在别的时间段确保充分的思考时间"。

醒着的时候，安排一些时间用来思考或烦恼。当然，上述方法无法让人在一两天内改变思维方式，但贵在坚持。

"白天思考得够多了，就这样吧。"

"继续为各种事烦恼下去，也无济于事。"

如果开始觉得"厌倦了烦恼"，那证明认知行为疗法的效果正在一点点地显现。

通过这两种方法，床会变成最令人安心的地方吧。

"开朗的性格"由"好睡眠"造就

环球小姐世界大赛的日本代表的指导教练——著名的伊纳斯·里格隆 (Ines Ligron) 女士不仅注重女性外表，也非常重视"内涵"。

环球小姐并非单纯地凭借外在美参赛，有时需要在众人面前发表演讲，或者回答关于梦想和志向的问题。她们的每一句发言，都将受到全世界的关注。

这背后的基本逻辑是，自信、积极、爱自己等思维，会塑造行动、表情、仪态及着装等外表。

"人的内涵"和"睡眠"之间，存在着无法割裂的联系。

上文已提到过，保证充足的睡眠，才能控制自己的心情。在此，甚至可以说，睡眠的好坏关乎"自信"与否。

心平气和、温和待人、积极向上……如果自己能做到这些，就会更喜欢自己，更富有自信。

毫无疑问，"拥有内在美的人，同样重视睡眠"。

最后再强调一下，内在美当然会反映在外表上。

不仅是皮肤可以变好，而且如果自信、积极向上的话，就会让自己朝着积极的方向发展。比如："今天要稍加忍耐，控制甜食摄入""走一站路吧"等等。

不可思议的是，大部分人采取极端的减肥方式后，会出现失眠等情况。因为大脑在睡眠时也需要营养的供给，过度减肥导致营养不足，大脑就无法休息了。

如果你想变得更出色，那解决睡眠不足问题将会成为第一步。

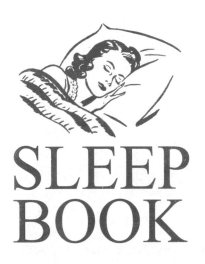

SLEEP BOOK

第六章

今晚就可以开始创造"酣睡环境"

卧室、枕头、睡前饮料……

为了"第二天睡醒时最棒的感觉"

"爱聊天的人"睡得好

"白天和人聊天多，夜晚睡得好。"

如果有人这么说，或许你会感到意外吧，但这是有科学根据的。

这是因为白天的聊天能够对前文曾提到的控制睡眠节律的"生物钟"产生积极影响。

不仅是人类，动物的生物钟也由"时钟基因"来调节。这种基因研究使用猩猩蝇做实验，因为科学家认为，无论是苍蝇还是人类，动物身体的基本构造是相同的。

如果仅仅考虑到基因因素的话，那人类要维持生物钟确实比较简单。

实验人员让猩猩蝇在早上固定时间醒来，然后用光照射它们，规律地喂食3次，晚上放入光照强度低的地方，让它们有规律地睡觉。

上述的猩猩蝇实验表明，反复上述实验过程后，时钟基因能有效地发挥正常作用。

可以说，对于人类而言也是如此，从睡眠的角度看，这种生活状态是最好的。

但是，或许大部分人会认为：

"人类与苍蝇并不相同"。

每天准确地在固定时间接受光照，有规律地吃饭。这在现实生活中几乎不可能实现。

在维持生物钟方面，无论是光照还是食物，都很重要。但是，人类与苍蝇存在本质区别。

那就是人与人之间有联系，会互相交流。<u>人与人之间的交流，在调节生物钟方面发挥了重要作用。</u>

人类是社会性的生物。因此，在调节生物钟的因素中，除了光照、食物、运动等非社会性因素之外，还包括交流等社会性因素。这些因素甚至被专门称为"社会性调节因子"。

那些精神不佳、无精打采、宅在家里的人，大多数生活节奏紊乱，过着晚睡晚起型的生活。他们与亲友们的生活轨迹犹如两条平行线，白天几乎不和人说话。

如果白天和他人交谈，那么起床、睡觉的节奏就会变得清晰，生活有张有弛。那些不太喜欢和别人相处、觉得一个人独处更为惬意的人，以及不擅长和别人闲谈的男同胞们，如果想晚上酣睡的话，就要想到"自己和苍蝇是不一样的"，积极地去和别人交流吧，哪怕仅仅是闲谈而已。

画蛇添足地说一句，"晚上的聊天"也并不坏。

对于繁忙的商务人士而言，晚上创造机会与家人聊天，极其重要。当然，睡前争论、吵架的话，人就会变得情绪化，大脑清醒度上升，导致难以入睡。

睡前聊天的话题，不能是表达不满或抱怨公司，而应该令双方都开心，比如周末想去哪儿玩、想去看什么电影等等。

床上用品、睡衣……应该"投资"睡眠

当你打开电视机，会惊讶地发现健康食品和保健品

的广告如此之多。这证明伴随着高龄化进程不断加快，人们对健康的追求越来越高。

我常常想，健康食品和保健品并不坏，<u>但如果要花钱买健康，那将钱更多地投资在睡眠上也未尝不可吧</u>。

35 岁以上的人尤其应该这样做。

提起睡眠，往往容易被理解成"休息"、"不做什么"。有人认为"睡着后哪儿都一样"，所以缺乏在床上用品和卧室环境上花钱的意识。

说来惭愧，本人在 35 岁之前毫不在意自己的睡眠。

大学时代，我租在一居室的公寓，用的是一床又硬又薄的旧被子。即使工作后，枕头、床等也是便宜就行，基本没有在意质量。每天累了回家，在品质不好的被褥中也能睡着，第二天又可以照常工作。

但是，35 岁以后，情况就发生了变化。即便不再使用又硬又薄的被子，但躺在嘎吱嘎吱作响的床上，用不太适合的枕头睡觉的话，第二天醒来后仍然感觉很累。据说，一些朋友也具有类似经验，认为"或许由于年龄的缘故，变得容易疲劳了"，对此大家多半感到无望。

但令人不可思议的是，有次出差住酒店，第二天清晨居然神清气爽，与平时完全不一样。当时，头脑中闪过"或许换个床会相当不一样"的念头。

那时，我索性豁出去买了张好床。这实在是一次物有所值的购物。多年后的今天，托这张床的福，我依然身体健康，兢兢业业地工作着。

不同的制造商所生产的床也会具有不同的特征，因此，对于使用者而言，无疑存在着合适与否的问题。有人喜欢偏硬的床垫，也有人喜欢又松又软的床垫。

对此，自己应多多尝试，向柜台的销售员咨询，最后确定适合自己的床。

不好意思，这是个人经验之谈，寝具并不仅仅只包括床。

有多少人会细致研究被褥、枕头、睡衣等床上用品，然后再购买使用呢?

睡眠约占了人生三分之一的时间。

　　无论谁都希望在令人身心愉悦的场所度过这段时间吧。创造良好的睡眠环境，从而让疲劳感在第二天烟消云散，白天精神抖擞地工作。这对于建立良好的人际关系、提高收入、获得更幸福的人生等，都必不可少。

　　最近，越来越多的顶级运动员开始为床上用品代言。

　　枕头方面，一些专卖店甚至提供专业咨询，可以半定制适合自己的枕头。

　　以前的睡衣除了款式设计之外并不存在什么区别。如今，通过电视购物等邮购手段，就能轻松买到那些吸湿性强、肌肤触感好等注重睡眠质量的睡衣。

　　仅仅是去健身房健身、买减肥产品等，并非是真正的"为健康投资"。

　　与其将金钱投在那些厌倦后无法坚持、效果不佳的东西上，还不如投资在睡眠上更为可靠的东西上。

双人床还是两张单人床？

　　上面已提到过，睡眠对于创造良好的男女关系必不可少。

对于恋人、夫妻而言，睡眠的环境和时间等问题不可小觑。

那么，夫妻如何睡比较好呢？也就是说，是一起睡双人床比较好？还是分别睡单人床比较好呢？

首先介绍主张分开睡比较好的研究。

据奥地利维也纳大学某研究证明，和妻子或恋人一起睡在双人床上后，男性大脑功能会下降。

实验让8组20多岁的未婚情侣在双人床上睡10天，然后测试其认知功能，再让他们分开睡在单人床上10天，再进行测试。结果表明，男性睡在单人床上后，测试成绩较高。

睡在双人床时，尽管男性自身有"睡得很香"的熟睡感，但实际上深睡眠（非快速眼动睡眠）减少了。如上所述，深睡眠对于记忆、学习而言，具有非常重要的作用，而当男性睡在双人床上时，这种重要的睡眠受到了干扰。

或许受伴侣的呼吸、鼾声、翻身等行为的影响，他们无法熟睡吧。

而对于女性来说，无论是一起睡在双人床上还是分开睡在单人床上，她们的认知测验结果都没有变化。女性通常感觉在单人床上睡眠质量更高，但实际上，女性与伴侣一起睡在双人床时深睡眠更多。

根据这项研究结果，如果优先考虑大脑功能的话，最好两人分开睡在单人床上，如果爱情第一的话，那最好睡在同一张双人床上。至于年轻的情侣、夫妻，当然是爱情至上了。

但是，曾经卿卿我我的情侣一旦结婚，成为老夫老妻后，那睡在双人床上的缺点就会日益凸显。

我听到最多的中老年夫妻睡眠问题是，丈夫鼾声大，妻子在旁边无法睡着，甚至由于丈夫是"睡眠呼吸暂停综合征"患者，妻子会失眠。

随着年龄的增长，代谢综合征的人群比例随之增加。即使与肥胖倾向无关，随着年龄的增长，患睡眠呼吸暂停综合征的概率就会上升。这是由于支撑喉咙内空气通道的骨骼、肌肉老化的缘故。

这种情况下，如果夫妻双方分房睡，那问题就会解决。事实上，夫妻年龄越高，夫妻双方分房睡的比例越高。

但是，比起这种方式，关键是要治好配偶的睡眠呼吸暂停综合征。即使分房睡后不用被那烦人的鼾声所困扰，从而睡得香，但如果不采取任何措施，那配偶的生命可能会受到威胁。

这时，你最好规劝配偶注意饮食和运动，并建议其接受睡眠医疗专家的治疗，这是为对方着想的方式之一。

或许每对夫妻情况不一。一般来说，夫妻睡在同一个房间，多少会在睡前聊会天。因此，卧室作为幸福美满的夫妻的交流场所，发挥着重要作用。

即使彼此之间不说话、不直接感知对方的呼吸和肌肤，仅仅感觉到对方的存在，前文提到的幸福荷尔蒙（催产素）也会变活跃，夫妻双方都能从中受益。

夫妻之间并非只有性关系。

"无法忍受鼾声。"

"不听我说话。"

因为这些理由，突然分房睡，会怎样呢？

卧室间的墙壁，或许会直接成为疏离夫妻关系的障碍物。

由于对方翻身的影响，无论如何都无法熟睡时，请在同一个房间分床睡——这或许是最佳的折中办法。

试着改变卧室的"色"和"香"

不少人在卧室的室内装修方面花费颇多心思。

有些人即使注重床上用品、照明、窗帘等，但对墙壁颜色、家具等不甚讲究。

某民企针对卧室实施了非学术研究性质的调查。

美国一家名为"旅客之家"的酒店企业，针对2000户家庭的卧室颜色、住户的生活习惯等实施了调查。不愧是酒店经营公司，该调查关注卧室和睡眠的关系。

其结果是，睡在蓝色基调卧室内的人，睡眠时间最长，为 7 个多小时。在黄色和绿色基调的卧室睡觉的人，也具有睡眠时间长的倾向。

"居然有人在这种颜色的房间里睡觉？"

不难想象，有人会产生这样的疑问，我们再稍微研究下调查结果。

睡眠时间最短的是灰色基调的卧室，其次是褐色、紫色。在以这三种颜色为基调的卧室内睡觉的人，平均睡眠时间为 6 小时，和前三位的蓝、黄、绿相比，约短了 1 个小时。

确实，有些颜色让人心神不定、情绪受刺激。如果让我睡在一面墙是粉红色的房间中，我也会无法平静，从而影响睡眠。

但也不能囫囵吞枣地接受这一调查结果。颜色的好恶，因人而异。

对我而言，粉红色的卧室让我心神不定，并不理想。但或许有人觉得粉红色充满幻想，从中感受到幸福。不喜欢蓝色的人，在蓝色基调的卧室内应该很难入睡吧。

反正关灯后看不清卧室颜色，因此没有必要为此过度神经质。——这是我的个人想法。这项调查，仅供参考。

比起"色"，应当更注重卧室的"香"。

与醒着的时候相比，人在熟睡时"香味传感器"的灵敏度会大幅下降。研究表明，人睡着时会难以感知美味食物的香味以及屁的恶臭味。

但是，入睡时闻到的香味对人的睡眠影响巨大。

确实，我们难以在气味难闻的房间入睡。讨厌烟味的人，无法在可吸烟的宾馆房间内入睡，便证明了上述结论。

相反，如果卧室弥漫着香味，便会更容易获得舒适的睡眠。

特别是，北海道的富良野和美瑛的名特产薰衣草，是让人舒适睡眠的最佳香味。

薰衣草的成分芳樟基和芳樟醇，具有催眠效果。

有论文指出，即便是健康人，闻着薰衣草的香味入睡，深睡眠（慢波睡眠）就会增加。根据某研究报告，薰衣草不仅对健康人，也对失眠症患者具有治疗效果。

此外，相关数据表明，沉香、香柏木、天芥菜等也会发出具有催眠效果的香味。

但由于这些植物没有薰衣草那么普及，所以如果没有特别的好恶，那最好选择薰衣草味。

与色调一样，对香味的喜好也因人而异。

尽管在此推荐薰衣草，但对于不喜欢这种味道的人而言，它会成为妨碍睡眠的"臭味"。为了酣睡，尝试各种有助睡眠的香味也是乐趣之一。

如果你想在卧室使用香味，不妨尝试在枕头旁边放上带有香味的棉花（可在市场上买到），或者放上香薰套装（玻璃瓶中装精油，插上竹篾达到香薰效果的工具）等简单易行的方法。

对醒得过早的中老年人的忠告

众所周知，通过沐浴清晨的阳光，调节生物节律，有利于夜间的睡眠。在此，请确认光线和睡眠的关系。

如果"清晨沐浴强烈的光照"，会睡得香甜，如果
"晚上接受强烈的光照"，则会导致失眠。

前文已提到过多次，人体内存在着由时钟基因调节
的生物钟。

不仅是大脑，皮肤、内脏等身体部位中各个细胞内
都存在着生物钟，其机理是时钟指针走向夜晚后，各个
细胞就会入睡。

为了让大脑松果体在睡眠期间充分地分泌催人入眠
的褪黑素，有必要在清晨沐浴强烈的光照。

"清晨强烈的光照"具有通过褪黑素的作用，将睡
眠节奏提前，让人"容易入睡"的功能。清晨强烈的光
照可以让人清醒，从而间接地发挥改善睡眠的效果。

相反，"晚上强烈的光照"会降低褪黑素的分泌。

并且，晚上的光照会推迟睡眠节奏，让人"难以入
睡"，其效果和清晨阳光正好相反。

由于光照时间段的不同，光既能促进褪黑素的分泌，

也会降低其分泌。我们或多或少会有这样的体验，睡前待在明亮的地方的话，就会兴奋得无法入睡。晚上，请尽量避免使用电脑、手机等，这是本书反复强调的。

至此，许多人已经明白了这个道理吧。

那么，在既非是早上也非是夜晚的下午或者傍晚，接受强烈的光照后，晚上的睡眠会变得怎样呢？

光照效果会因为沐浴时间段的不同而产生差异。从下午到傍晚的光照，是否会有益睡眠？答案因年龄段不同而不同。

年轻人在下午较早时间内接受光照并无大碍，但傍晚时分开始，避免待在过于明亮的房间内，才是明智的做法。傍晚以后的强烈光照，将会抑制睡眠荷尔蒙（褪黑素）的分泌。

然而，对于那些"半夜3点左右醒过来后，直到早上也睡不着"的中老年人而言，在傍晚沐浴在强烈的光照中会有助于睡眠。

与年轻人不一样，中老年人的生物钟会向前推移。

晚上很早就会入睡，早上很早就会醒来。这与其说是失眠，还不如说是"超早睡早起"更为贴切。

对于"超早睡早起"的中老年人来说，清晨的光照反而会起到反效果。

清晨的光照会将睡眠节奏往前推移，让人在白天及傍晚等异常时间产生睡意。这样就会让人越来越接近早睡早起型，最终可能变成"深夜型"。

这种"超早起"的人，可以通过沐浴傍晚的光照，调节生物钟。

这样，生物钟的节奏会向后推移，就不会在白天及傍晚等异常时间产生睡意了。这就会使"夜活"，而非"朝活"成为可能，在晚上正常时间睡觉。

随着时间、年龄的变化，光照会对我们的生物钟产生不同的效果。是否了解这些知识，将会对睡眠产生巨大影响。

伴随着年龄的增长，必须改变"酣睡"的方法论。

致"忙得没时间睡觉"的人们

"本周内必须完成一份资料,每天坐末班车回家。"

"本月内要完成 4 项工作。"

像这样,很多商务人士为工作忙得焦头烂额。

"7 ~ 8 小时的睡眠时间比较理想",当无法如此悠哉时,怎么做比较好呢?

这时,只能凭借精神力量和毅力来通宵工作吗?

确实,当遇到这种紧急事态时,肾上腺素、去甲肾上腺素、皮质醇等令人身心兴奋的物质,无疑会比平时更加活跃。

"做不到的话,就糟糕了!"

"来不及的话,就大事不妙了……"

当人面临这类压力时,身体自然无法熟睡。

如果可以坚持一两天的话,那就会产生不睡觉也没事的感觉。

但是,随着年龄、体力的变化,一天的通宵或短觉,就会令人精疲力尽。即使年轻、有体力，如果通宵状态持续一周的话，那身心都会耗尽能量。

"那就白天小睡片刻，尽量弥补……"

这种想法不难理解。但是，通过白天数分钟至 30 分钟的小睡，去补充极度的睡眠不足，是不可能办到的。

对于睡眠时间为 4 ~ 5 小时的睡眠不足的人而言，短时间睡眠是有益的，但对于持续通宵状态的人而言，则是杯水车薪。

针对这一问题，可以尝试"Anchor Sleep"的作战方式。

所谓的"Anchor"是指船停泊时抛下的"锚"。

如果不抛锚，船就会离开港口，处于漂流状态。

这种理论应用于睡眠的话，那就是如果缺少了扮演"锚"的角色的"Anchor Sleep"，那由生物钟所决定的生物节律就会处于漂流状态。

如果早晨、白天、夜晚的节律完全紊乱，再加上睡眠不足的话，就会让昏昏沉沉的大脑越发变得迟钝。

"Anchor Sleep"需要约 3 小时以上的持续睡眠，

一般发生在深部体温降到最低的凌晨 0 ~ 4 点间。

个人而言，我很理解因工作紧张得没有时间睡觉所带来的焦躁感。但在这个时间段，人体会发出让生物钟睡觉的指令。即使勉强工作，思考力及注意力都不会上升。

这时，连续睡 3 小时左右是解决问题的关键。

如果零星地睡 1 小时左右，那维持生物钟所需的深部体温的变化就会变得紊乱。正如前文所言，没有抛锚的船会处于漂流状态，因此，持续睡 3 小时左右来"抛锚"，对于维持生物节律必不可缺。

通过这种方式，即持续 3 小时的短时间睡眠，大脑在第二天也能勉强工作。

但是，这种短时间的 "Anchor Sleep" 作战，毕竟是非常规手段。

当然，如果你认为，人可以在数周或数月内都通过这种睡眠循环支撑下去，那就大错特错了。即使我不提这些多管闲事的建议，你的大脑和身体也会痛苦得无法坚持下去。

"傍晚的运动"帮助你一躺下就睡着

"昨天尽情运动了，睡得很好。"

你也曾有过这样的经历吧，运动后酣畅淋漓地出一身汗，当天夜晚就会睡得特别香。各种数据表明，运动有助于睡眠。

根据日本国内针对3000多人实施的调查显示，没有运动习惯的人，其失眠概率是有运动习惯的人的1.3倍。

那么，在哪个时间段、持续多久、坚持怎样的运动，才能熟睡呢?

运动大致分为慢跑、散步等有氧运动和锻炼肌肉、短跑等无氧运动。

有氧运动是指那些使用氧气、燃烧脂肪的运动。

无氧运动是指那些不使用氧气、增加基础代谢量的运动。

大量研究表明，对于睡眠而言，有氧运动更有效果。慢跑等让人微微出汗的有氧运动会增加深睡眠。

相反，研究报告表明，百米冲刺等剧烈的短跑运动，会让睡眠质量变差。那些能长期坚持下去的运动，即有氧运动，对熟睡有利。

那么，哪个时间段适合关于做有氧运动呢？主流的研究结果是，夕阳时分或者晚上做些轻微运动，总体而言有效果。

傍晚的运动会导致体温上升。这种理论认为，当人的体温下降时，会比较容易入睡，因此，人体会借助运动后上升的体温自然下降的过程，更顺畅地入睡。

最近，或许慢跑、跑步已成为一种潮流，我经常在下班路上看到在大街上跑步的人群。据说，傍晚到晚上，皇居附近甚至会出现慢跑者扎堆的现象。比起不运动的人，这些人的睡眠质量或许要高些。

相反，在体温还没完全上升的起床后，以及体温彻底下降的临睡前，并不适合运动。如果临睡前大量做锻炼腹肌、背肌等激烈运动，就会睡不着。

但是，不少运动爱好者会利用清晨的时间，进行慢跑等体育锻炼。

无论如何都想在清晨运动的人，就有必要进行充分的热身运动，以提高体温。在体温还没有完全上升的预热状态下进行出汗的运动，即便是有氧运动，也伴随着危险。

"跑步啥的太费体力，无法进行。"

"下雨天或暑热天，去外面跑步，太……"

确实，慢跑等跑步运动会受天气影响，而且，让没有养成运动习惯的人去突然散步、跑步，也比较困难。

这类人不妨在晚饭后做些伸展运动之类的轻微运动，逐渐向理想的"酣睡"迈进。

那么，运动坚持多久，睡眠就会变好呢？对此，本书将在下一小节中进行分析。

理想方式是"日落时分的慢跑"

继续前一小节的运动话题。关于"运动后睡得香"这一点，已无须赘言。在此，让我们再稍微详细地探讨运动对睡眠产生的效果。

运动具有两种效果，一种是运动后因疲劳产生睡意这种立即显现的效果（短期效果），另一种是坚持运动数月后睡眠质量提高这种在较长时间才显现的效果（长期效果）。

本书推荐"长期效果"。

"今天充分运动了，会睡得好吧。"

如果你仅了解到"短期效果"层面的话，那就太遗憾了。

某一天由于运动后的疲劳，睡眠变好，这种效果只是暂时的。

所谓的理想型"酣睡"，是指每天晚上一躺下就能舒适入睡，第二天早晨神清气爽的状态。

为此，养成持之以恒的运动习惯，尤为重要。

一些论文也指出，每周运动 3 ~ 4 次，并坚持 3 ~ 6 个月，睡眠质量就会变好，并且良好睡眠会持续下去。如果每周只在周末的 1 ~ 2 天运动，那么，睡眠质量就难以提高。

运动成为一种习惯后，睡眠时间会变长。这与本书开头所说的运动员睡眠时间较长的道理是一样的。

不仅如此，运动会促进入睡，增加熟睡的深睡眠时间，且会减少夜间醒来的次数。

对睡眠而言，运动习惯有百利而无一害。

并且，运动会让生物钟提前，也就是说，让人逐渐养成早睡早起的习惯。再啰嗦一句，仅仅一天的运动，不可能让人成为早睡早起型。坚持数月至关重要。

"我无法坚持运动。"

"别说每周 3 次，1 次都很吃力。"

或许有人会这么说。这时，你可以做些力所能及的运动。当你体验到舒适疲劳有助睡眠这种积极感觉后，自然会产生"继续尝试运动吧"的想法。

那些脑海中曾闪现过"安眠药会让我轻松些……"的想法的人，不妨在傍晚慢跑 30 分钟左右。这种疗法的副作用无非是肌肉酸痛等，非常安全。

确实，吃了安眠药后，人就会睡得好。但这种疗法往往会使人产生不吃安眠药就睡不着的不安感。相对而言，运动是需要花时间才能改善睡眠质量的疗法。因此，运动才是让睡眠不轻易变得紊乱的最佳药物。

关键在于"从力所能及的运动开始"。

突然制定每周 3 ~ 4 次运动的过高目标，往往会遭遇挫折。

那些长期没有运动习惯的人，可以先从睡前的伸展运动开始，或挑选周末的某一天锻炼身体也未尝不可。一旦实现了这个目标，就再安排工作日的某一天去运动。

迈出第一步才是关键。

如何度过泡完澡后的
"1 小时"才是关键

"睡前，最好泡个温水澡"。

这也是针对改善睡眠的基本意见。

大体来说，这并没有错。下班回到家后，泡个澡、喝点啤酒……在许多人眼中，这才是人生的意义所在。

日本人酷爱泡澡，但伴随着生活方式日益国际化，光淋浴不泡澡的"淋浴派"不断增多。在浴缸中放满水，尽情享受泡澡的现代人，尤其是年轻人越来越少。

若下班早的话，倒有这样的闲暇。但许多人很晚才下班，回到家时已累得精疲力尽，对于他们而言，在浴缸中放满水是何等的麻烦事。这种心情是可以理解的。

并且，近年来的酷暑比往年气温高，泡澡反而会增加疲劳。

正如许多人所了解的那样，入睡的秘诀在于"放热"。

当身体的热量散发出来后，人就会产生睡意。

泡完温水澡后，人的体温会逐渐上升。这时，人体内维持恒定体温的机理就会发挥作用，发出"让体温回到恒定体温"的指令，从而产生"放热"现象，让人产生睡意。

这与前面提到的"傍晚的运动促进入睡"的机理是相同的。

那怎样的泡澡方式才"有助于酣睡"呢？

时间方面，入睡前的 1～2 小时是泡澡的理想时间。

即使泡温水澡也会促进血液循环、刺激交感神经，从而对身体造成相应的负担。

泡完澡后马上钻进被窝的话，由于这时的体温处于上升后的峰值，人会热得睡不着。泡完澡后可稍微放松下，等体温开始下降时，才是入睡的最佳时机。

或许一些人喜欢泡热水澡，但这会让交感神经兴奋，让人反而更加清醒。

但若水温太低的话，身体就会变凉，这也会导致人无法入睡，甚至可能会感冒。

一般而言，冬天的最佳水温为 40℃ ~ 41℃，夏天的最佳水温为 38℃ ~ 40℃。当然，对水温的偏好因人而异，也没有必要严格地将水温控制得如此精确。

最好在浴缸中添加些有助睡眠的沐浴油。沐浴油同时具有美容效果。比如已入驻日本的意大利传统化妆品品牌圣塔玛莉亚诺维拉的放松精油（Relaxation Oil）在海外颇具人气。此外，最近市场上出现了各种类型的沐浴油，选购适合自己的沐浴油，也不失为一种乐趣。

泡完澡后的一小时左右，注意不要着凉，等体温逐渐回落后再上床比较好。这时，疲劳感消除，便能如愿以偿地睡个舒服觉了。

"酒精及咖啡"真的有碍睡眠吗？

时髦的人适合喝红酒。爱喝日本清酒的人，大多皮肤显年轻。可爱的女性偏爱鸡尾酒。

或许这些都是我个人的想象。那些懂喝酒的人，应该过着富足的人生吧。

许多时候，需要喝酒的交际活动让我们感到兴奋。设宴款待工作伙伴，有助于建立信赖关系。邀请合得来的人喝酒，也是种乐趣。

但是，仅从睡眠角度来看的话，酒是有百害而无一利的。

酒精具有让人心情放松的效果，有助于入睡，但确实降低了睡眠的整体质量。

酒精会在人体内被快速分解，从而消失。

因此，喝过酒的人在睡眠期间会出现因酒精不足而无法镇静的状态，即所谓的"戒断反应"。这种反应会造成深睡眠减少、做梦的快速眼动睡眠增加，从而破坏睡眠的整体平衡。

喝过酒的第二天会醒得早，正是这个缘故。

酒精影响睡眠质量的原因，不胜枚举。特别对于中老年人而言，酒精的利尿作用导致的尿频现象不可小觑。

酒精使舌头根部的肌肉过于放松，从而堵塞咽喉的空气通道，造成鼾声变大。许多原本不是"睡眠呼吸暂停综合征"的人，在喝过酒的晚上突然会出现上述症状。

酒精的代谢产物，也是导致宿醉的物质——乙醛对睡眠也会造成负面影响。

从获得"酣睡"的角度看，酒有百害而无一利。但是，也有一些数据表明，在"适度享受"的前提条件下，酒精有利于健康和美容。

例如，白葡萄酒中含有的多酚及白藜芦醇等成分，具有调节肠道功能的效果。另外，白葡萄酒富含钾的成分，具有促进人体排出体内多余水分及消除水肿的作用。

据说，日本清酒对皮肤好，这或许是日本清酒中的酒曲等成分具有美颜效果的缘故吧。不可否认，烧酒及威士忌或许也具有某些有助健康的效果。

尽管如此，喝酒的基本要领仍然是"适量"、"不要过度饮酒"。

关于红酒和健康的关系，"法式悖论"这个现象曾备受关注。所谓的"法式悖论"，是指大量喝红酒的法国人患动脉硬化等疾病的比例低的现象。

对于饮酒者来说，这是个对自己有利的消息。据美国得克萨斯大学的最新研究成果表明，是否喝红酒不会影响寿命长短。因此，法式悖论的说法开始站不住脚。

但该研究同时表明，喜欢适度饮酒的人比完全不喝酒的人要长寿。

或许这是因为适度饮酒的人，往往拥有良好的社会关系，可享受"边聊边喝的快活酒"。

与其过于敏感地以"对睡眠不好"为由拒绝喝酒，不如做好今晚睡眠稍稍会变浅的心理准备，也要享受适度饮酒，让自己带着"啊，今天真开心"的满足感入睡……长远来看，这或许可以让人获得健康、幸福的人生。

"晚饭吃莴苣"、
"睡前喝热牛奶"的功能

"吃莴苣有助睡眠。"

"睡前喝热牛奶，有助入睡。"

或许出于医生的职业病，每次听到类似说法，便会怀疑"这是真的吗"。

在此，聚焦著名的"有助舒适睡眠的传说"食物——

莴苣和热牛奶。

首先，让我们来谈谈莴苣。古罗马时期，人们就认为，莴苣汁具有某些功效。

罗马皇帝尼禄在位时，军医兼植物学家迪奥斯科里斯重新调查了古希腊以来广为人知的药草及药草学，提出"莴苣汁具有镇静作用"的说法。这是莴苣传说的源头。

很久之后，人们通过动物实验发现，莴苣中含有的"山莴苣苦素"这种物质具有催眠作用。

尽管不知道准确数量，但吃一两根莴苣根本不能达到促进睡眠所需的"山莴苣苦素"的摄取量要求，而必须吃掉装满自卸车车斗那么多的莴苣才行。现实生活中，这是百分之百做不到的。

那么，"睡前的热牛奶"传说又如何呢？

这种传说的依据是，牛奶中含有丰富的"色氨酸"这种人体必需的氨基酸。色氨酸是人体睡眠荷尔蒙褪黑素的原材料。这种理论认为，当色氨酸不足时，就无法产生睡眠荷尔蒙褪黑素，从而导致睡眠质量下降。

但是，牛奶并非是人类摄取色氨酸的唯一食物。

事实上，在我们的生活中含有色氨酸的食物随处可见，比如大豆、香蕉等等。只要偏食不严重，就不会出现色氨酸不足的情况。

也有人认为："牛奶中含有钙，从而让人心情舒适地入睡。"

确实，有说法主张，钙具有镇定焦躁感的功效。但遗憾的是，这种钙传说也没有得到客观数据的证明。

假如钙具有催眠效果，那我们可以不喝牛奶，而是直接服用含钙的保健品。

如此，莴苣、热牛奶和睡眠之间的关系，非常微妙。但是，也无法就此断言，这些食物对治疗失眠毫无效果。这正体现了健康和饮食之间微妙的关系。

莴苣既可做成沙拉，也可直接食用，不需要太复杂的烹饪工序，是难得的简单食物。由于莴苣富含胡萝卜素和维他命，且卡路里低，无疑有助身体健康。

牛奶也富含许多营养成分。热牛奶之所以被认为有助睡眠，或许在于其具有提高体温作用的缘故吧。睡之前，如果让体温稍微升高些，大脑就会发出让体温下降的指令。这时，人体内维持恒定体温的机理就会发挥作用，让人舒适地入眠。之所以出现"热牛奶"传说，而非"冷牛奶"传说，也可能是因为热饮料具有催眠和放松的功效吧。

最后，谈谈所谓的"安慰剂效应"。

那些坚信"莴苣是有助睡眠的蔬菜"、"热牛奶有助舒适睡眠"的人，会由于吃了莴苣或喝了热牛奶，感觉自己睡得很香。

这就好比，即便是同一种药，人们往往觉得医生开的处方药比在药店买的药要有效些。

对于那些完全不信这些传说的人来说，即使吃莴苣、喝热牛奶，其睡眠也不会受到实际影响。

那些已经养成吃莴苣和喝热牛奶的习惯，且感觉有效果的人，没有必要停止这些习惯。你可以将热牛奶视为"适合自己的特别睡前饮料"，请珍惜这种习惯吧。

我个人推荐的方法，将在下一小节中介绍。

身为睡眠专家，
我正在喝的"酣睡饮料"

上一小节谈了"睡前热牛奶"的效果。

那么，哪种饮料会让人在睡前放松心情，为一天画上圆满句号，有助酣睡呢？

日本人往往会想起"绿茶"，有些人会说是"红茶"，许多人的大脑中或许会浮现绿茶、红茶之类的饮料。

与矿泉水相比，"茶"具有放松心情的作用。你或多或少会有这种体验吧。当我们累得想歇下时，往往会去泡茶喝。

但"绿茶"和"红茶"中富含咖啡因，睡前应尽量避免。尽管咖啡因含量受沏茶方式影响，一般来说，一杯绿茶或红茶中约含有 40mg 的咖啡因。每 100ml 的瓶装绿茶约含有 15mg 咖啡因，当然具体数值因厂家而异。

或许有些人"睡前喝茶，也能睡得香"。这可能是因为白天习惯了咖啡中的咖啡因，睡前摄取几十毫克也影响不大。

我所推荐的睡前饮料是含少量咖啡因的茶类热饮。

焙茶、麦茶等基本不含咖啡因。比如，本人家乡出产的著名高级焙茶"加贺棒茶"就是非常棒的睡前饮料，不妨尝试一下。这种茶芳香怡人，喝了后还会让人浑身暖洋洋的。

女性的话，考虑到美容问题，建议选择有药效成分的花草茶。花草茶几乎不含咖啡因。但要注意的是，应选择不含刺激或兴奋成分的茶类。

柠檬草茶、迷迭香茶等具有强烈的刺激性。比起睡前，这些花草茶更适合在早上起床时喝。

在适合睡前喝、具有较高放松效果的花茶中，薰衣草茶、洋甘菊茶、甜马郁兰茶等较受女性青睐。

据花茶专家说，最近日本流行混合了各种成分的花茶。不妨去一家品种齐全的花茶店，请店员根据自己对睡眠、美容等方面的需求帮你制作一款混合花茶，享受一下这种"花心思"的尝试。

或许这些只是微不足道的小事。但睡前若能喝一口芳香的热茶，便能瞬间获得幸福感和放松感，心情也会变得积极向上，会感觉"今天奋斗了一天"、"明天船到桥头自然直"。

请从今晚开始尝试吧。

晚安，睡眠书

饌 壹品
新奇有趣

出 品 人：许　永
责任编辑：许宗华
特邀编辑：海　云
责任校对：雷存卿
封面设计：海　云
印制总监：蒋　波
发行总监：田蜂岭

投稿信箱：cmsdbj@163.com
发　　行：北京创美汇品图书有限公司
发行热线：010-59799930